国家心理健康和精神卫生防治中心 组织编写

主 编｜姚宏文 吴洪健

接纳自我
拥抱成长

——中学生自我心理调节

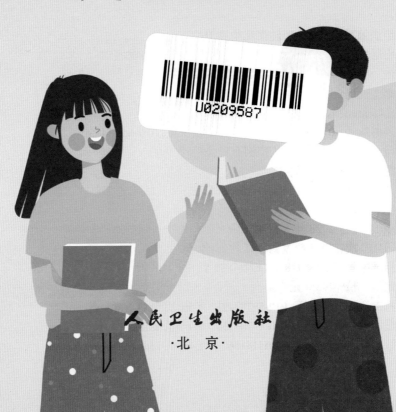

人民卫生出版社
·北京·

图书在版编目（CIP）数据

接纳自我 拥抱成长：中学生自我心理调节 / 国家心理健康和精神卫生防治中心组织编写. — 北京：人民卫生出版社，2023.8

ISBN 978-7-117-34852-2

Ⅰ.①接… Ⅱ.①国… Ⅲ.①中学生 – 心理调节
Ⅳ.①G444

中国国家版本馆 CIP 数据核字（2023）第 097672 号

人卫智网	www.ipmph.com	医学教育、学术、考试、健康，购书智慧智能综合服务平台
人卫官网	www.pmph.com	人卫官方资讯发布平台

接纳自我 拥抱成长——中学生自我心理调节
Jiena Ziwo Yongbao Chengzhang——Zhongxuesheng Ziwo Xinli Tiaojie

组织编写：国家心理健康和精神卫生防治中心
出版发行：人民卫生出版社（中继线 010-59780011）
地　　址：北京市朝阳区潘家园南里 19 号
邮　　编：100021
E - mail：pmph @ pmph.com
购书热线：010-59787592　　010-59787584　　010-65264830
印　　刷：三河市宏达印刷有限公司
经　　销：新华书店
开　　本：710×1000　　1/16　　**印张：**9
字　　数：112 千字
版　　次：2023 年 8 月第 1 版
印　　次：2023 年 9 月第 1 次印刷
标准书号：ISBN 978-7-117-34852-2
定　　价：49.00 元

打击盗版举报电话：010-59787491　　E-mail：WQ @ pmph.com
质量问题联系电话：010-59787234　　E-mail：zhiliang @ pmph.com
数字融合服务电话：4001118166　　E-mail：zengzhi @ pmph.com

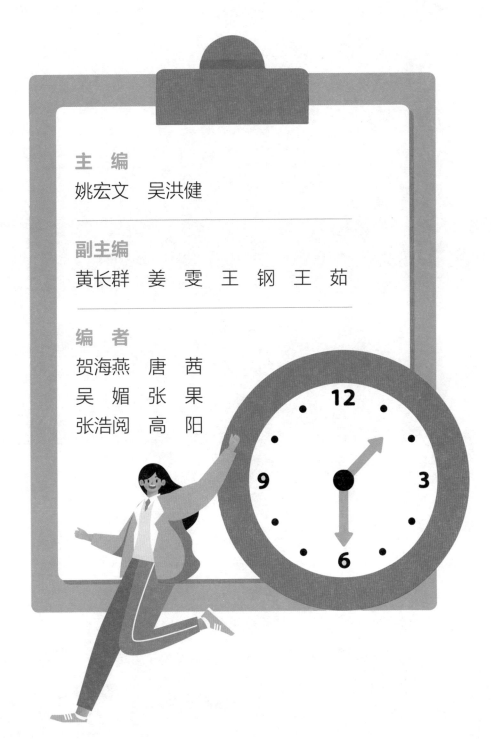

主　编

姚宏文　吴洪健

副主编

黄长群　姜　雯　王　钢　王　茹

编　者

贺海燕　唐　茜

吴　媚　张　果

张浩阅　高　阳

3

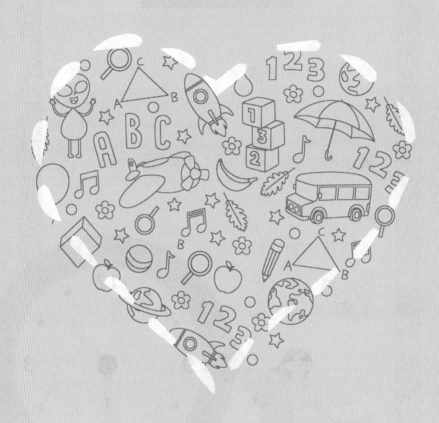

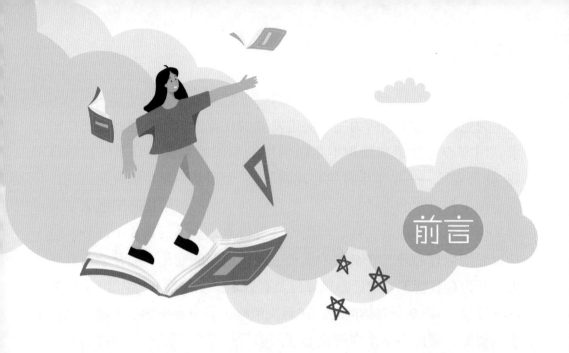

随着生活节奏加快，学习方式转变，以及网络等多种新型媒体快速发展，当代青少年心理健康面临着严峻的挑战。党中央、国务院高度重视青少年心理健康，由国务院印发的《"健康中国2030"规划纲要》和12部门联合印发的《健康中国行动——儿童青少年心理健康行动方案（2019—2022年）》明确提出，要加强心理健康工作，实施心理健康促进行动，营造有利于儿童青少年心理健康的环境。

中学生正处于身心快速发展的青春期，是全面成长的关键时期。一方面，处于青春期阶段的青少年因大脑、身体等发展不平衡，正在经历着一场"疾风骤雨的变革"。这场"变革"将贯穿整个青春期，由此会带来青少年的身体、心理等方面快速、多样化发展。另一方面，学习环境、人际关系、社会期待等变化也会对青少年的情绪与社会行为表现产生复杂的影响，青春期阶段也因此成为青少年心理问题高发的时期。因此，学校、家庭、社区、媒体、医疗卫生机构需要形成多方联动的服务模式，落实预防、干预措施，加强重点人群心理疏导，促进青少年心理健康和素质全面发展。同时，处于青春期的中学生也需要了解和掌握一些有效的自我调节的心理方法和策略，以提升自身心理健康水平。

　　为更好地落实预防为主、促进发展的儿童青少年心理健康工作要求，国家心理健康和精神卫生防治中心组织策划并编写了《接纳自我　拥抱成长——中学生自我心理调节》。手册从中学生的视角出发，以中学生在日常的生活、学习、交往中遇到的心理困扰和问题为切入点，内容充分体现真实性、可操作性等特点。全书分为 6 个部分，包括青春期生理心理、在交往中成长、迎接情绪的变化、提升学习胜任力、行为自我管理、常见心理障碍及有效求助。每部分包含 10 个典型问题场景，共 60 个具体问题。在解决策略上，引导中学生主动寻找更多的资源，帮助中学生在解决心理困惑的过程中不断提升自身的心理弹性。

　　本书可以作为中学生自助阅读读本，期望能有效支持和帮助中学生心理健康发展；同时也可作为学校开展心理主题活动、心理健康课程等工作的材料和资源；亦可作为家长了解孩子心理健康状况、开展家庭心理健康教育的工具和帮手。

编者

2023 年 2 月

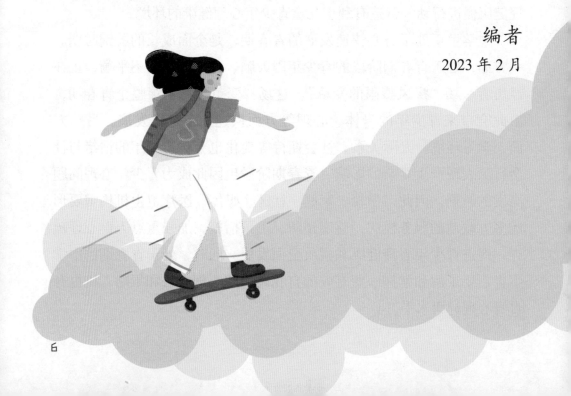

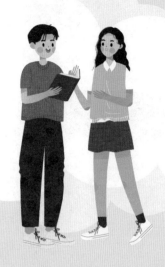

目录

第一部分

青春期生理心理

目录

第四部分

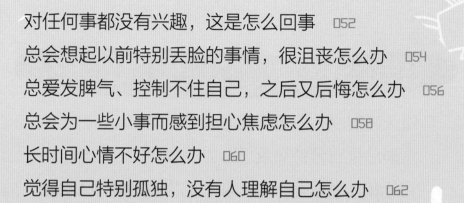

提升学习胜任力

目录

第五部分
行为自我管理

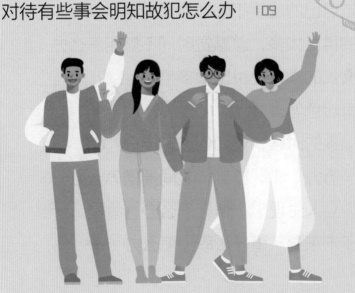

第六部分

常见心理障碍及有效求助

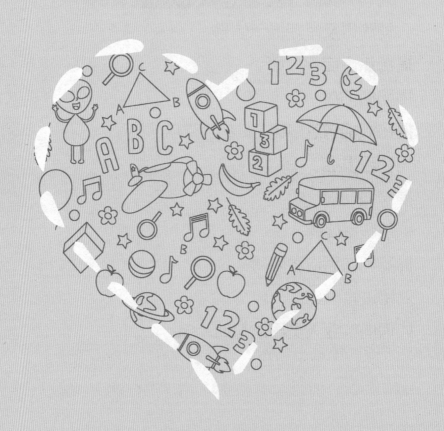

第一部分

青春期生理心理

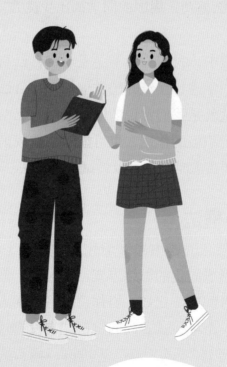

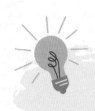

总感觉周围的同学都比我优秀怎么办

"为什么他们都比我聪明、比我学习好！"

"语文、数学不行，音乐、美术也不行，长得还不好看，我没有任何优点！"

"我为什么这么差劲，周围的同学都比我优秀！"

……

在成长的过程中，我们总会不经意地将自己与他人进行比较。当你将自己和周围同学进行比较并感觉他们都比自己优秀时，常常会感到焦虑和忧伤。这就是我们常说的同辈带给自己的心理压力。同辈压力既可能对你起到积极的作用，也可能对你造成消极的影响。当你感到同辈压力并感到焦虑时，你可以尝试以下方法。

方法一 思维换框法

当你沉浸在某个问题中思维僵化时，可能会给自己带来一些困扰，并且会逐渐形成固化的思维方式。这时候，你可以提醒自己，试着换个方式去思考问题。比如：当你总想着"别人都比我优秀"时，你可以给思维换一个框，试着问问自己"有没有这样一个例外，我比别人在某方面做得好"。有时候，思维换一换，结果大不同。你可以试试上述方法，也可以记录下来，看看自己换一种思维去思考问题时，所带来的情绪和感受是否有所不同。

方法二 榜样法

当你总觉得周围的同学或者朋友都比自己优秀时，如果不能理性看待，就可能会给自己造成压力。此时，你需要理性看待同辈的优势，并积极汲取他人身上让你羡慕的优势，客观评价自己和他人，把比自己优秀的人看作自己努力的方向和学习的榜样，保持积极向上的、学习的心态。你可以回顾并思考，当你钦佩的榜样遇到与你类似的问题和挑战时是怎样做的呢？想得越细致、越具体越好。相信你可以从榜样身上获得更多的力量，并且也能逐渐发现自己的优势。

方法三 评量自己的资源

客观评价自己和他人、关注自己周围的资源、做好自己能做的事也是一个可以尝试的方法。如果你过分关注周围的同学，你将无法将注意力集中到自己身上。你可以试着将注意力从他人转向自己，关注自己身上的资源，比如你可以使用 1 到 10 的评量方法，把 10 设定为自己目标实现的状态，看看自己当前会是几分，如果想要向前推进一个位置，你有什么资源吗？有谁能够帮助你呢？你又打算如何积极利用资源提升自己，让自己慢慢靠近目标呢？

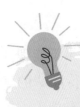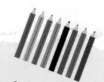

对自己有时很满意，有时很失望怎么办

"我觉得自己是个挺自信的人，学习成绩不错，在班里也有很多好朋友，老师和爸妈也都很喜欢我，我对自己也挺满意的。但是，当我的考试成绩不够理想，或者跟同学闹矛盾时，我就会对自己很失望。我不知道自己该怎样努力。"

你也有过类似这样的经历吗？作为学生的你，可能会认为自己不应该有表现不好、做得不好、跟别人发生矛盾的时候，总希望自己能永远高高兴兴、表现优秀。但是你要知道，每个人，包括成年人，都会在学习（工作）和生活中遇到挑战和困扰。当你对自己感到失望时，建议你尝试用曾经对自己的那份满意带你走出思维的"怪圈"，希望下面这些方法能够帮到你。

第一步 跷跷板平衡法

以"焦虑"为例，跟随下面的描述，一起来试一试吧！

慢慢地闭上眼睛，在脑海中想象出一个跷跷板，并且你就坐在跷跷板的一头。另一头坐的是焦虑，请你为它起一个名字，再仔细观察一下，它是什么颜色的？它有多大？在跷跷板的两头，你与焦虑之间的力量对比是怎样的？

有很多方法可以帮助你缓解过度的焦虑情绪，比如深呼吸，或者活动一下身体，或者列出你此刻想做的具体的几件事，或者回忆一下你有效应对焦虑的一次经历，这些方法都能为你的焦虑情绪找到具体的释放出口。

此时，再体会一下对面焦虑的颜色和大小会有哪些变化。当跷跷板的位置调整到比较平衡的状态时，你可能就会发现原来自己一直有很多调节焦虑的有效方法，只是你没有意识到而已。请将这个画面刻在你的大脑中，当你需要的时候，随时可以调动出你的有效方法。

第二步 失落时候自我赞美

当你感到失望、低落的时候，可以试着用一种新的方法去应对，就是用正向的眼光看待自己，赋予自己积极的意义。自我赞美往往以"我是怎么做到的"（如"面对这么大的落差，我用两天时间恢复了良好的状态，我是怎么做到的"），引导自己思考做什么是有效的、自己拥有哪些品质或优势，从而寻找出自己成功的秘密。感到失落时候的自我赞美，会让你发掘自己所拥有的巨大潜在力量。

第三步 满意时的自我激励

社会心理学家通过对失败和成功的归因研究发现，把成功归因为能力、努力等内部因素可以使人感到自豪和满足；把成功归因为运气好、问题简单等外部因素可以使人感到感激和惊喜。当你对自己很满意的时候，可以把成功归因为内部的、稳定的因素，从而增强自我掌控感，提高自我效能感，强化成果，激励你坚持下去。

你可以试着进行归因练习：描述一个自己的成功事件，并从自身（你自己做了哪些努力）来解释成功的原因。

比起和朋友在一起，我更愿意自己一个人，这样正常吗

你是否认为只有拥有成群的朋友才是正常的，形单影只就意味着不合群、不受欢迎？虽然自己待着很轻松，但你是否也依旧渴望有一群志同道合的朋友？你也有这样的困扰吗？希望下面这些方法能够帮到你。

第一步 接纳每个人都需要独处

独处是一种很珍贵的能力，说明你有享受孤独的力量。喜欢独处是很正常的，就像有人喜欢社交一样。如果你已经具备独处的能力与条件，恭喜你，你会更容易真正拥有一个相对自足的内心世界。世界是一个硕大无比的食物拼盘，我们每天都在马不停蹄地大吃大喝，却常会忘记花费时间来消化、吸收。而独处正是世界上最好的"消化工具"，因此我们每天都需要有一定的时间进行自我"消化"。

第二步 找到适合自己的独处与社交的比例

独处和与他人相处的着力点是不同的。与他人相处时，你需要给予他人真心的尊重、理解和欣赏，站在他人的角度认同他人，你需要多聆听、多关爱对方。接下来，你可以观察在日常的生活中，社交和

独处分别占怎样的比例时自己感受比较舒服，这可能就是你社交和独处的黄金分割点。你也可以观察和别人在一起做什么事情时你最放松、最投入，这对你而言就可能是比较合适的状态。

第三步 "小步子"调整法

如果你希望更好地平衡社交和独处，可以用"小步子"调整法。如你希望有更多的社交活动，可以把这个大目标分解为具有逻辑联系的许多"小步子"，由完成一系列"小步子"进而实现最终目标。建议你可以先从简单的社交任务开始，制订并完成力所能及的任务。比如，你可以选择主动向他人伸出援手、主动寻找志同道合的朋友等。通过完成这些难度不高、成效明显的任务增加自己的信心，进而完成最终目标——平衡好自己独处与朋友社交的占比，找到自己最舒适的状态。

备忘录

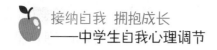
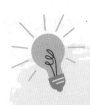

一看到异性就特别紧张怎么办

　　小美最近很苦恼，明明自己在上小学的时候和很多男同学、女同学关系都很好，在一起也很开心。但进入初中以后，和女同学在一起还是有说有笑，但是和男同学在一起时就会感到很不自在。作为班干部，小美有时必须和班里的男同学商量班级的事情，可是和男生不经意地靠近就会让她脸红，和某个男生多说几句，一旦班里的其他男生在旁边起哄，就会让她紧张得说不出话来。小美要怎样才能克服这种紧张呢？

　　如果你也出现这种情况，不要慌张，你可以试试以下几种方法。

方法一 接受这种大多数人都会有的反应

　　如果当你遇到这种情况，就认为一定是自己的问题，或者觉得特别紧张，这样很容易让你陷入思维定式和不良情绪中。了解青春期的心理变化，会帮助你更全面地看待这个现象。青春期是你对自我理解和认识发生明显、剧烈变化的时间段，也会在意异性对你的看法，所以在和异性相处的时候可能会感到羞涩，甚至紧张，会不由自主地对异性敏感，不由自主地和异性开始疏远，大多数人都会产生类似的情绪和心理感受。

方法二 魔法水晶球

　　如果你希望自己在和异性交往时，更加从容和自然，可以试试这个方法。想象在你面前有一个神奇的水晶球，你可以看到在水晶球里自己和异性交往时不再感觉紧张和不自在，你觉得自己做了什么不同的事情让你和异性之间的交往变得更加自然、放松呢？比如你可以直视对方的眼睛，周围即便有其他同学你也可以自如地跟对方交谈等等。你可以把这些做法写在纸上。

通过对这个问题的思考和想象，你会神奇地发现在你的回答中就蕴含着有助你解决异性交往困惑的锦囊妙计。

方法三 逐级适应

努力让自己敢于正视异性的目光。在与异性见面之前，你可以提前进行练习。比如用 1～2 分钟的时间，想象让你经常感到紧张的一位异性同学就站在你的面前，看着对方的眼睛坚持 10 秒钟，坚持一段时间之后再延长至 30 秒。这样当真正面对这位异性同学时就会变得越来越简单。另外，你还可以隔一段时间就给自己提出一个新的目标，从和异性目光接触几十秒，逐步上升到可以与对方说一句完整的话等。积极的自我暗示能够提高你面对异性时的勇气。在影视剧中，我们经常会看到男女主角对着镜子与自己讲话，给自己加油鼓劲儿，不断说着"我能行！我可以！"，这就是一种积极的自我暗示。

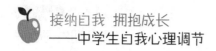
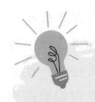

被过度关注时
压力很大怎么办

你有没有这样感觉，每当你处于人群中被过度关注时，会感到很紧张，还会下意识地胡思乱想："我得表现得好一些，大家都在看着我！""我的发型没有乱吧？""我今天的状态还好吧？"……越这样想你会越觉得紧张，感到的压力也越大。

有时，我们会过度放大自己在他人眼中的地位和形象，会无意识地把自己当作世界的中心，认为其他人的关注点都在自己身上。实际上，这是一种心理错觉。越是担心别人注意自己，越是担心自己会出丑，在这样紧张的状态下，反而越会做出一些糟糕的事情。此时，你该怎样去调整呢？我觉得你可以试试以下的方法。

方法一 呼吸放松

全身放松，先保持自然呼吸。然后用力吸气，最大限度地向外扩张小腹，使小腹缓缓隆起，呼气时，小腹自然凹进，向内朝脊柱方向收回，最大限度地向内收缩小腹，把所有废气从肺部呼出去。就这样循环往复，保持每一次呼吸的节奏一致，同时细心感受腹部的一起一落。持续做 5～10 次，你就会放松下来。

方法二 积极自我暗示

经常用积极的语言对自己进行自我暗示。例如"大家都很喜欢我""我说话大家都爱听""别人关注我，是因为我有着特别的吸引力""我和陌生人交往也很轻松愉快"……只要你每天3次，每次1分钟在内心反复诵读这些肯定句，边读边想象自己正在改变，日积月累你的心态会发生很大的变化，心理变得更加有韧性，处事更加有信心。

方法三 运动调整

一个人受到压力的负面影响程度，与其生活方式密切相关。研究发现，一定强度的运动对调整负面情绪有帮助。你可以选择每天30分钟、每周3~5天的运动方式，坚持下去你将有意想不到的收获。

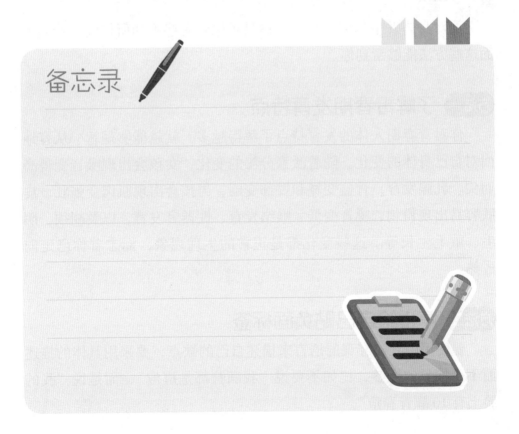

备忘录

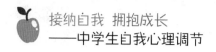
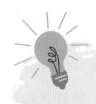

该如何面对身体发生的变化

"我脸上的痘痘怎么这么多啊！""胸部变大了，感觉班里的男生都在看我，真的太害羞了。""别人都长高了很多，我怎么还这么矮？""一觉醒来，突然发现来月经了我该怎么办？""遗精到底是怎么回事？"……

面对身体发生的诸多变化，你是否感觉有些不知所措呢？希望下面这些方法能够帮到你。

方法一 了解青春期发育特点

你对青春期人体的发育特点了解得越多，就越能够理智、从容地面对自己身体的变化。随着激素分泌的变化，女孩会出现嗓音变得高而尖、乳腺发育、骨盆变宽和臀部变圆，男孩会出现肌肉变强壮、皮肤容易出现粉刺、嗓音变低、喉结发育、性器官发育，以及胡须、阴毛、腋毛生长等。这些变化都是正常的生理现象，标志着你已走向成熟。

方法二 停止给自己贴负面标签

要使用中立、客观的语言来描述自己的缺点，要采用具体的描述而不是抽象的标签，比如不要说"我满脸都是痘痘"，而是说"我的脸上有 10 颗青春痘"。

方法三 观察自己的特点和优势

请记住别人曾经对你的夸赞！你可以找出一本笔记本专门来记录你的优点，以及别人对你的感谢和夸赞。还可以记录下你曾经做过的那些成功的事情，哪怕是件很小的事情也不要放过，让这本笔记本成为你的"好心情手册"。此外，那些你认为自己存在的缺点，也请积极地、大胆地和父母、老师或同学交流吧。

备忘录

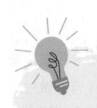

经常会莫名其妙地发火怎么办

你是否有时候会很容易烦躁、冲动，为了一点儿小事就会发火？甚至有时候突然想起发生过的一件事仍会让你觉得很烦，比如想起还有很多的家庭作业，班里喜欢打闹、嬉戏的男生，或者妈妈反复叫你做的一件事情……

很多以前生活中感觉很正常的事情，现在却会让你的情绪一下变得糟糕。面对这种情绪困扰，你是否感觉自己就像变了一个人，感到非常难受呢？

学习一些疏导情绪方法，可以让你在面对情绪困扰时更加得心应手，你可以试试下面这几个好用的方法。

方法一 了解情绪的机制

情绪到来时，我们常表现为易冲动、吼叫或做出冲动行为。在愤怒时，大脑深处的杏仁核在接收到感官传来的刺激后，会促进肾上腺素的分泌。肾上腺素进入呼吸系统和循环系统后，会导致心跳和呼吸加快，肝脏随即会启动对血糖的调节，进而为身体的能耗提供更多氧气和能量。

方法二 试试"三五呼吸法"

当愤怒、生气、紧张等情绪到来时，我们的身体会变得紧绷，处于"战斗"状态。心理学研究发现，人在身体放松时，心情自然也能放松。因此，当不良情绪到来时，你可以坐在椅子上，将双腿稳稳地放在地上，双手放在大腿上，然后闭上眼。这时，你不妨试试"三五呼吸法"，它的要诀有以下几点。

（1）鼻子吸气闻花香（轻轻用鼻子吸气，仿佛眼前有一朵鲜花，你在感受它的芬芳）。

（2）闭嘴呼气吹热汤（吐气时慢慢轻轻吹，就像端着热汤要吹凉）。

（3）吸气数到3呼气数到5（吸气时心里默数1、2、3，呼气时默数1、2、3、4、5，即呼气要比吸气长）。

（4）双肩放松，吸气到腹部（吸气时感觉气息进入腹部，可以用手放在肚脐上方感受吸气时肚子鼓起来，呼气时扁下去。伴随每一次吐气，感觉双肩越来越放松，全身越来越放松。一定要注意吸气时莫耸肩）。

方法三 合理表达和释放

因为情绪是能量，因此需要有出口，如果情绪被看见、被接纳，就能被疏解和释放。所以当感觉要发火烦躁时，你可以默念或说出声："我能看见我的情绪，我能理解我的愤怒，我是可以生气的，我接纳我的烦躁，我可以动动身体释放它。"在接纳、理解情绪的基础上，让身体动一动，不要将情绪压抑在心里。你可以去打打球、奔跑一下，或者画会儿画、弹弹琴或听听自己喜欢的音乐，哪怕只是下楼散散步、呼吸一下新鲜空气，都是极好的释放情绪的方式。

希望自己能够让每个人都满意，但是很累怎么办

　　你是否有过类似的经历？做事情的时候总是会小心翼翼，生怕哪一点做得不好会让父母、老师或是朋友不高兴、不满意。你总是试着满足每个人各种各样的要求，总想做得更好一些，以致耗费自己大量的时间和精力，但却仍不能让每个人都满意。为此，你感到很疲惫。要如何走出内心的焦虑和疲惫呢？你可以试着这样做。

方法一 联结自己的"内在小孩"

　　一味地讨好他人，忽略自己内心的感受，其实是一种讨好型人格。在每个人的内心深处，其实都藏着一个"内在小孩"。如果你的"内在小孩"是受伤的，那么你看到的世界可能也总是危险的；如果你的"内在小孩"是不安的，那么你的生活也可能充满焦虑。我们说的自我成长，其实就是去看到和联结自己的"内在小孩"。找一个安静的地方，倾听他的感受，告诉"内在小孩"你很爱他，会一直陪伴他。拥抱、照顾你的"内在小孩"让你获得自我肯定、自我认同的力量，不再需要通过"讨"就能获得足够的"好"。

方法二 允许自己表达负面情绪

　　有些人之所以不懂拒绝，甚至委屈自己也要成全对方，就是因为担心会给别人留下不好的印象，从而影响彼此之间的关系。

比如，当对方说的话或做的事让你觉得委屈、受到伤害时，你如果不去表达自己的愤怒和悲伤，对方就永远不会看见你的底线。你可以平静地说出你的感受，让对方知道你的底线在哪里。

当大家都在说一首歌很好听，而你有不同的观点，你可以尝试表达出自己不喜欢这首歌，并告知你不喜欢的原因。你是一个独立的个体，会有自己不同的观点很正常，要让大家意识到这一点。

方法三 给别人适可而止的帮助

如果帮助他人做某些事让你感到确实有困难，但因对方曾经帮过你或让你很难拒绝时，你可以先向对方坦诚说出你的困难，以得到对方的理解。同时，你可以提出在一定程度上帮助对方，多次给予有限度的帮忙，你会慢慢发现，直言拒绝他人的请求也不是很难。当你摆脱内心因害怕关系破裂而产生的恐惧时，你就是一个真正的个体，所有的关系都是为了让你自己获得幸福，而不是失去自我和干涉他人。

有时候特别想做一些冒险的事怎么办

你的脑子里是不是经常会出现一些奇怪的想法，在这些想法中常常包含一些你想做的冒险的事，比如蹦极、独自出游等。产生这些想法通常是由于你正处于人生发展的重要阶段——青春期，处于这个时期的你，希望通过探索极限或挑战规则来体验刺激和冒险，寻求对自己能力的认定。这种行为既有收益也存在风险，要理解它，我们需要引入两个概念：多巴胺和超理性思维。

首先，处于青春期的你，大脑中运用多巴胺的神经回路会变得更活跃，它会使你很容易被刺激的体验和快活的感觉所吸引。这可以解释为什么你有时会感觉无聊，特别想做一些刺激的、新颖的活动。其次，青少年的大脑常常会低估冒险可能带来的后果和风险，而放大冒险带来的快乐和收益，所以你会认为冒险是值得的。如果你出现这种想法的频率不断增加，或者当出现这种想法时你不知道该怎么办，这里有几个小妙招或许能够帮助你。

方法一 接受这种正常的反应

就像刚才提到的，在青春期，大脑中运用多巴胺的神经回路会变得更加活跃，它会使你很容易被刺激的体验和快活的感觉所吸引，所以有这样的想法出现是非常正常的现象。你可以在安全的范围内去探索自己想做的尝试。比如，你可以跟父母沟通在选择规范、安全的设施条件下，尝试一些新的运动项目等。适当的体验，可以满足自己冒险的想法，对自我的发展也有一定好处的。

方法二 觉察"冒险的想法"中你的渴望

当脑海中频繁出现冒险的想法时，你要冷静下来，思考一下它们想带给你怎样的信息。比如，你会对爸妈的意见不再言听计从、对事物的选择不再和以前一样，对生活的体验范围进一步扩大，不断会有冒险的想法从你的脑海中蹦出来。这或许能帮助你意识到，在青春期，你可能渴望自己能够更加独立、更有力量、更有话语权、变得和以前的自己不一样，正是这些渴望变成了无数的"冒险的想法"出现在我们的脑海中。

方法三 正念冥想法

正念冥想可以帮助你平静自己的心灵，让自己活在当下。正念冥想练习通常包括放松技巧、呼吸技巧、引导想象以及对身体、心灵和情感的感知。这些技巧的目的都是让你的头脑冷静下来，这样你就能更客观地观察自己和周围的世界。闭上眼睛，开始跟随你的呼吸。几分钟后，把注意力转移到身体上，从头顶开始。当你慢慢地将注意力转移到身体的各个部位时，每次呼气时都有意识地放松身体各个部位的肌肉，大约需要持续 5 分钟。

方法四 运动起来

我们的身体每天都有很多的能量，如果能量在一天中没有用完，那就需要进行释放，否则就会让能量剩余。在日常生活中，定期锻炼可以非常有效地释放能量。坚持每周 3 ~ 5 天、每天 30 分钟左右的有氧运动，可以帮助你减轻压力、提高自信、改善睡眠、改善生理功能和心理功能。锻炼后，你会自我感觉良好。

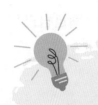
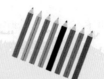

总爱胡思乱想怎么办

你是否觉得自己是个敏感多疑的人？你是否会因为别人的一个无心之举而胡思乱想？你是否会轻易被他人的话语或行为影响情绪？你的脑海里是否会突然产生一些不好的想法，比如下楼梯时，突然会想到自己会不会突然崴脚；在教室里上课时，突然担心头顶上正旋转的吊扇会不会掉下来……这里有几个方法可以帮助胡思乱想的你。

方法一 不过度压抑自己的胡思乱想

让我们来做个小试验，当我对你说："你不要想象有一头红色的大象，千万不能想。"你会发现脑海中通常会出现一头红色大象的样子。当你越是告诉自己不要想什么，脑海中越容易出现这个形象。

同样，当我们脑海中存在某些想法或者念头，如果我们强迫自己不应该这样想，这个念头就会在我们的头脑中挥之不去。相反，如果你能够允许一些想法自由出入，那么这种想法就只不过是我们心灵雷达上的一个光点，不会对我们产生强烈的影响。

方法二 培养更多的兴趣爱好

对于大脑来说，只要你当下从事的事情是你所喜欢或认为有趣的，那么你就能完全忽视其他任何诱惑。我们要做的就是尽可能去创造这样有意思的外界信息，让自己的心理能量专注在这些事情上，具体可以通过运动、阅读、绘画、游戏、聊天、听音乐等适合你的方式进行自我调节。

方法三 确定并完成容易实现的小目标

有时候胡思乱想是因为你没有一个明确的目标，不知道自己该做些什么，所以很容易感到焦虑、担心、不确定。你可以列出一直想要完成但迟迟没有行动的几个小目标，从最容易实现的开始，比如跟好朋友出去看一次电影、参观博物馆，买一本很喜欢的杂志等等，完成这个小目标之后，体味自己内心的那份"满足"和成就感。

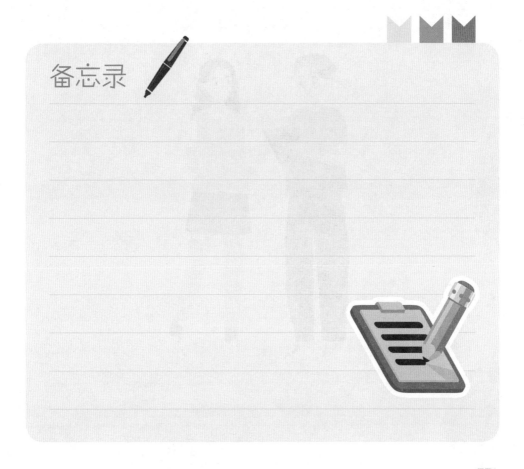

备忘录

第二部分

在交往中成长

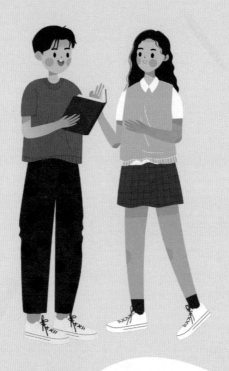

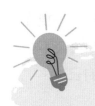

有些社交恐惧
怎么办

你是否很害怕在新的环境结交新的朋友，尤其是那些很热情的同学，心里虽然开心，但却不知道该怎样回应，总会感到很尴尬；上课被老师提问，每次要当众发言都会很慌张，害怕自己如果回答错误，同学、老师会笑话自己；每年班级举办联欢会，大家在一起很开心、欢乐，自己却总会感到不知所措，不知道该怎么表现自己。

其实，很多人都会遇到上述的状况。你可能是希望自己可以表现得更好一些，在同学、老师或朋友中更受欢迎一些，也可能是对自己的社交能力不太自信。希望下面的方法可以帮助你。

方法一 自我优势评量

每个人都有自己所擅长的事情，当你特别在意别人的看法时，会很容易忽略掉自己的优势和长处。你可以尝试多问问自己，对自己比较满意的有哪些？你的这些优势和长处也许其他人只是暂时还没发现，所以不要因此而否定自己。现在看起来再小的优势，只要你能认可它，将来就有可能发挥很大的作用。

方法二 心理预演法

当你准备进入到一个新环境或要准备当众表达前，你心里可能已经开始担心自己的表现，同时心里还会有个声音对你说："如果表现

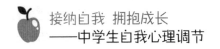
不好该怎么办？""别人会不会笑话我？会不会看不起我？"现在，你可以尝试改变自己心里的那个声音，试着对自己说："我会不会遇到自己喜欢的朋友呢？""我相信自己可以很自信地展现自己。"

方法三 多与肯定你的人交往

多与那些能给你肯定反馈的同学、朋友交往，会让你更容易获得积极的感受和自信。同时，你也可以尝试用同样的方式回馈你的同学、朋友，当你可以从语言上多表达积极正面的信息，并能够真诚地表达自己的想法时，你就会更容易获得同学、朋友的肯定和支持。

方法四 不过度在意那些否定和拒绝你的人

当被否定和拒绝时，你会很容易陷入挫败感和无力感中，这些感受往往更易产生内耗，使你陷入其中难以抽身。这时候，你需要明确这些否定和拒绝只是来自对方的某些情绪和认知，虽然指向你，却并非一定适用于你或应该属于你，你不用太过在意，只要由此看到自己需要调整的部分就好了。

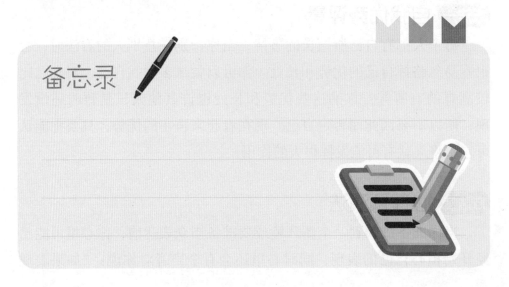

备忘录

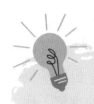

和朋友发生矛盾怎么办

当你从其他同学那里得知好朋友把自己的秘密告诉了别人，你会感觉被背叛，可是当你找朋友对峙，朋友却说是不小心说漏嘴，他／她的巧言善辩让你很难过和生气，最后双方在怒气之下不欢而散，很多天都没说过话。如果你不想因此失去这份友情，你该怎么办呢？

很多人往往认为好朋友之间永远都应该是高高兴兴、步调一致的。但是我们需要知道和体会每个人都是独特的，都有自己的喜怒哀乐，即使彼此是好朋友，你们也可能有不一样的感受和做法，一段好的关系是应该能够承受一些矛盾和裂缝的，你大可不必一和朋友产生矛盾就觉得你们友谊的小船已经彻底翻了，即使产生了裂缝，也是可以修复。希望下面几个方法可以帮助你。

第一步 关注自己的情绪和感受

在出现矛盾的时候，你需要先关注到自己的情绪，要冷静思考、合理应对；仔细感受你生气、伤心、难过的情绪会在多长的时间有所缓解；思考一下这段关系对你是否非常重要，你是否很强烈地想挽回这段友情。

第二步 有效表达自己的想法

如果你仍珍惜和渴望你们的友情，你可以在心平气和、不冲动的

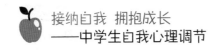

情况下约对方好好谈谈，让对方知道你的感受，同时不要刻意指责对方，尽量避免说"你凭什么……""你真讨厌"这样的话。你可以试着这样表达，如"你做了……让我很伤心、很生你的气，但我希望我们能一起解决这件事情。"表达自己的感受、获得对方的理解，比一味地指责对方更有助于修复你们的关系。你可以欣然接受对方的道歉，也应对自己当初的冲动情绪向对方表示歉意。

第三步　约定底线

你们应该明确地向对方表达出自己对哪些事情很在意，相互不能做哪些事情等，如"我们约定哪些事不能做，哪些话不能说……"双方都应认可这些底线，也应避免这些不当的做法。

第四步　接受变化

当然，每个人都有着自己的想法，如果只是你单方面努力去修复关系，对方却不愿意回应或已经打算放弃你们之间的友谊。那么，你可能就要开始学习去接受这段关系的失去，这也是成长中必不可少的部分，虽然遗憾，但是你也可以从中获得经验，比如什么样的朋友值得交往等。

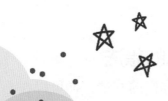

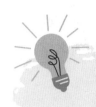

看到同学被欺负，我该怎么办

有时候，你可能会发现班里有同学因为各种原因被其他同学嘲笑、孤立，没有人愿意或者敢跟他/她做朋友。比如，体育课后一群人把一位同学堵在角落里不知道在说什么，从人群的缝隙中，你看到他/她委屈的表情，很不忍心，于是很想冲过去帮助他/她、阻止大家继续下去，但你又害怕因此被大家孤立或以后也被大家欺负，你的内心非常冲突，这时你该怎么办呢？

很多人在校园中看到这种情景都会不知所措，善良和恐惧之间的矛盾会让你很纠结。首先，你选择不去加入欺负别人的队伍，就是做到了善意保护的第一步。其实你真的不是无能为力，如果能掌握一些原则，就还是有计可施的。以下给你几点建议。

第一步 自我保护

如果你不能够保护好自己，不但自己会受伤，更谈不上有能力去帮助他人。你可以快速评估一下周边的环境，先确保自己在一个安全的范围内。

第二步 尝试智取

你可以使用现场或环境中可以利用的条件，来协助自己"营救"被欺负的同学。比如，拉着身边的几位同学一起进行"营救"，让营

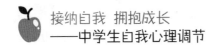

救队伍变得强大；偷偷找到在附近的校园保安前去处理；对那些欺负人的同学大喊"上课啦！"以驱散人群；大喊被欺负同学的名字，说某某老师正在到处找他/她等。

第三步 向更有力量的人求助

比如，你可以向老师报告此事，请老师赶紧去干预，并且你还可以请老师也同时保护自己。

结合这些原则，你可以创造自己的策略去帮助被欺负的同学。当然，你一定要事先评估一下欺负者的伤害指数，如果是可以讲道理的人，就去讲道理；如果伤害指数很高，就要用更机智有效的方式。

第四步 巧妙地支持被欺负的同学

比如，在平时的生活、学习中，你可以私下问问被欺负的同学到底发生了什么，是否需要帮助。集合更多有意愿帮助别人的同学，和被欺负的同学约着一起上下学等。

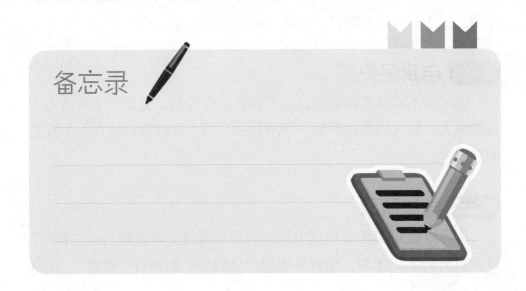

备忘录

该怎样面对和异性同学之间的友情

小琳向你求助："我听到有同学议论我和小明的各种传言，有人说我们在交往，说小明喜欢我，我感到自己的一举一动都在被人指指点点，这些话让我很生气，也感到很委屈。我和小明只是正常的朋友关系，现在却为了避嫌，连话都不敢说了。现在，连我自己都觉得和小明之间的友谊是不正常的，难道和异性同学就不能有正常的友谊吗？"

青春期是一个非常敏感的时期，每个同学都有可能都会对异性关系话题表现出特别的敏感度。有时候我们越在意他人的言辞，就越会受到他人的影响。也许我们时常会感到困惑，和异性同学玩得比较好，这样正常吗？其实，异性之间的友谊和同性之间的友谊都需要情感的支撑，学习、生活中遇到困难时的彼此帮助，彼此的欣赏、接纳，共同的兴趣、爱好，任何一种可以使彼此感到友善的关系都需要被保护。如果你遇到这样的困惑，建议可以试试以下方法。

第一步 和你的异性同学沟通想法

如果这位同学、这段友谊在你心里还是很重要的，你可以去和他／她一起交流一下你的感受和想法，而不要因为他人的误解而选择回避、放弃。当你们能真诚地交流各自的感受和想法，就会从心里感受到彼此的支持，而不是疏远后的相互误解。

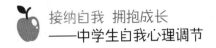

第二步 不过度在意他人负面的声音

当你和异性的好朋友、异性同学一起玩或一起学习时，也许会听到他人的议论或误解，因为其他同学、老师或家长或许只是出于好奇心或过于担心，你需要分清这时的误解和负面言论，这和他们心里的想法、心理状态有关，而和你真实的情况却没有太大关系，所以不要过度在意这些负面的言论，保持好心态很重要。

第三步 寻求信任的伙伴、长辈的支持

你可以和自己信任的同学、朋友说说你的困惑，他们会是更了解你和愿意帮助你的人，你们还可以叫上更多的异性朋友、同学一起学习、一起玩，大家成为共同的朋友岂不更好。此外，你还可以跟自己的父母沟通，告诉他们你的困惑和想法，也告诉他们你希望得到的支持，父母会因为你的坦诚和表达出的需求更客观地了解你和异性同学之间的关系。你会发现，你会从面对挫败感的事情中得到解决问题的经验和心理上的成长。这是不是对你而言也变成了一件好事呢？

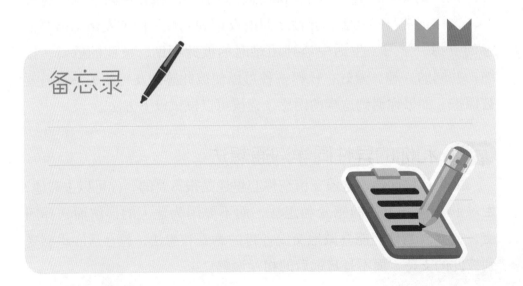

备忘录

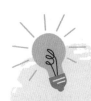

家长总把我当小孩，怎么办

你是否经历过这些尴尬？父母进入你的房间总是不敲门，长驱直入；生活上过度照顾你，负责安排你每天的穿着；在朋友面前，不考虑你的感受分享你的趣事甚至是糗事，当你抗议说那是你的隐私时，还会对你说："小孩子有什么隐私？"……

十几岁的青少年和四五十岁的中年人都在经历着一个特别的人生阶段，你正在从小朋友逐渐长大成人，父母也正在从年轻步入中年，双方都在经历着角色上的转变，这些变化也带来亲子关系的新挑战，针对这样的情况，有一些方法希望可以帮助你。

方法一 学会主动提醒父母

当那些"尴尬"情景出现时，你要清晰且坚定地提醒父母"我已经长大了""请学习尊重我的隐私＼感受＼私人空间"等，让父母通过我们的语言和态度，进而注意对待我们的方式，明确了解我们不再是小孩子这件事情，要将此作为一个正式的议题和父母进行沟通。

方法二 设置清晰的界限

应包括身体界限和行为界限，比如父母进入自己的房间以前要敲门，自己进父母卧室也一样；不被允许的情况下不随便查看彼此的手机和寄到家中的信件、快递等；也可以告诉父母，自己的私事要征求

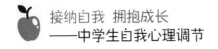
自己同意后才能告知他人等。

方法三 主动提供学习机会

你可以通过一些媒体（如网络）获得关于青少年与父母相处的科普资料，将这些资料发给父母，以帮助他们学习如何对待不再是小孩子的你。

方法四 给双方适应、磨合的时间

适应和接受各自角色的变化不是一蹴而就的，你和父母都需要一定的时间和过程，所以要保持耐心，给彼此学习和体验的机会，学会更好地相处，也在各自独特的人生发展阶段共同成长。

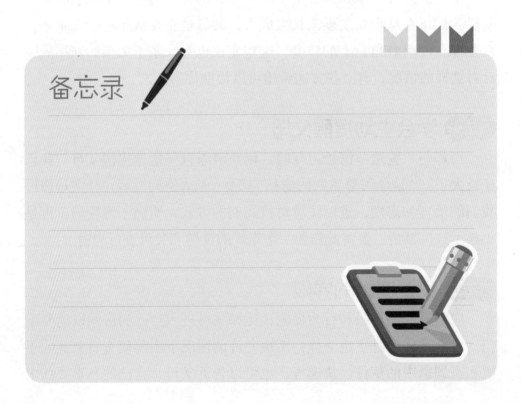

备忘录

自己的想法和计划
总遭到父母的否定怎么办

你是否有很多想法都不敢跟父母讲？比如，放假了，你想和同学一起骑车去郊区玩，可父母会担心骑车去郊区不安全，怕万一信号不好联系不上你，不允许你去；当父母看到你喜欢一位明星，会说你心思不放在学习上等。好像你做什么、想什么都不对，你害怕一次次地被否定，也不知道该怎样和他们交流。

中学时代的你，开始寻求更多的认同感和可控感，向往一种"成人感"，这些似乎更容易从同辈中找到，而并非父母那里。所以，有时候你和父母对抗是为了被"看见"，并且表明自己已经长大了，只不过父母可能很难一下子适应你的这种变化。建议你可以试试下面的方法与父母沟通。

第一步 评估自己想法和计划的可行性与合理性

你可能有很多想法和计划，不过你却可能缺乏足够的解决问题的经验。如果你希望能确保计划顺利实施，可以仔细核对自己的计划在时间上、经济上是否有足够的保障和支持。

第二步 与父母冷静沟通

为了让你和父母的讨论变得有效，你可以先列出自己想法和计划的可行性方案，同时列出可能遇到的问题及应对方法，这样做有可能

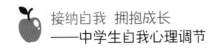

获得父母更有力的帮助和支持。并且你要让父母知道，你的想法和计划不是一时兴起，而是经过深思熟虑，并会非常认真对待。并且在保证安全和道德等基本原则的前提下，请求父母可以把决定权留给你。通过这个过程，你可以借助父母的经验提前预知可能会遇到的问题，并了解可以如何解决问题。

第三步 通过行动向父母证明你可以为自己的想法和计划负责

你可以尝试为自己的计划或想法承担一部分力所能及的事情，如高效完成好你的学习部分。当你开始为自己想做的事承担责任时，不但你会更加有底气，也会更容易赢得父母对你的想法和计划的尊重。

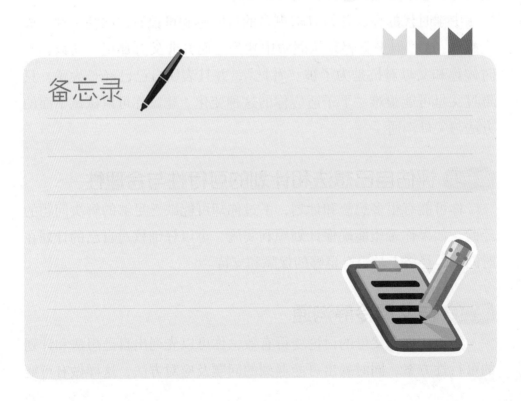

备忘录

面对父母的愤怒和急躁，我该怎么办

暑假的一天，小 A 正在家里使用平板电脑玩游戏，下班回家的妈妈看见了非常生气，认为小 A 已经玩了很长时间，于是开始指责他没有完成学习任务等。面对愤怒的妈妈，小 A 跟妈妈发生了争执，妈妈忍不住对着小 A 大喊大叫，数落他的种种不是。

为什么会这样呢？也许是小 A 被妈妈误会了，也许是小 A 真的违反了和父母关于电子产品使用的约定；也可能此时妈妈正遭遇工作上的不顺，或者妈妈本就是个急脾气的人，很容易发火……

不管原因为何，这种场景在青春期孩子的家庭生活中并不少见，发生这样的事，对于孩子和父母来说，双方都会受到不小的冲击。一方面双方都会感觉到情感上的痛苦，双方之间的亲密与信任关系也会受到损害；另一方面，强烈的负面情绪，也会损伤每个人的身心健康。面对这样的事情，怎样做才能让伤害尽量降低呢？如果你也有这样的苦恼，建议你可以这样做。

方法一 积极自助

在这种时候，谁对谁错、原因为何其实都不是最重要的。因为在情绪"上头"的时候，任何行动层面的"做法"都可能是不恰当的，这时候要做的是"少即是多"。先处理情绪这是一个黄金法则！当无法影响父母的情绪时，你需要先调整好自己的情绪，深呼吸、换个房

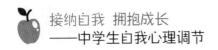
间、出去走走等都是可以帮助你稳定情绪的方法，这样做可以通过跟妈妈拉开距离，也给妈妈一个让自己冷静下来的空间和时间。

方法二　寻求帮助

如果自助的方式不奏效，你也可以向他人寻求帮助。比如，你可以向情绪尚且稳定的爸爸或自己可以信任的好友倾诉，哪怕只是抱怨一下妈妈都可以，只要不是破坏性的方式，你都可以尝试。

方法三　情绪剥离

你可以告诉自己，妈妈的情绪是属于她的，正如自己的情绪是属于自己的，你们需要各自为自己的情绪负责，这一步叫作情绪剥离。

方法四　冷静后沟通

待到双方都冷静下来，你可以和妈妈一起讨论和分析各自情绪的导因，对各自的言行进行反思与觉察，需要向对方道歉及改正的地方及时道歉并且加以改正。经过情绪剥离和沟通，你们也为彼此未来的相处进行了一次优化。这是很平等、成熟的解决问题的方法。

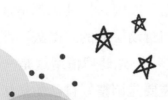

父母总拿我跟别人比怎么办

一位同学诉苦道："从小学开始，我家就和同班几位要好同学的家庭成为好朋友，时常会聚会、相约外出游玩，同学们旧友重聚总会玩得很开心，分享各自在新学校的各种趣事、学习和生活，而大人们也会在一起进行各种交流、互相支招。初二时的一次聚会，妈妈开始拿我和其他孩子作比较，我总会在不经意间听到妈妈跟别人说我比不过哪个孩子，有时候还会直接让我跟某人学学，这让我感觉很尴尬，也有些无地自容，心里真的是又生气又难过，这让我常常不知所措。在家里，如果我有什么事情没做好，妈妈就会说'人家谁谁谁怎么不像你这样？''你看看谁谁谁，再看看你。'这些话让我备受打击，我觉得自己什么都没有别人做得好。我很害怕妈妈再拿我和别人比，便开始不愿意参加聚会了。"

这位同学遇到的情况可能并不是个例，可能你也经历过。这种"总拿你和别人比"的行为背后，可能有着不同的原因，你可以做些什么以改变这种局面呢？下面是给你的一些建议。

第一 你可以表达自己的感受

当你坦白地告诉父母，总拿你与别人比较会让你很受伤，并且真的会让你觉得自己哪里都不够好、永远都比不过别人。同时，这样会让你很难相信自己未来可以做得更好，并且会让你觉得父母好像更喜欢别人

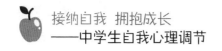
家的孩子，为此你感到很伤心，甚至会开始妒忌别人。只有你能够清楚说出你的感受，父母也才能注意并知道他们的做法对你的影响。

第二 识别父母"言外之意"

如果你觉得父母爱别人家的孩子胜过爱自己，或许你的这种认知是有偏差的。父母最爱的都会是自己的孩子，也许就是因为爱，所以更希望自己的孩子能成长得尽可能好。有些父母会觉得自己的孩子需要激励，但却找不到合适的激励方式，于是便觉得将自己的孩子和别人家的孩子进行比较就能调动孩子的好胜心和积极性。这时，你需要冷静下来，想一想父母将你和别人比较是出于怎样的动机？也许，这只是父母的社交习惯，在和别人的关系里面善于恭维别人，以此营造愉快的交流氛围；或许，父母只是羡慕别人家的孩子做得好，而忽略了因此带给你的不良感受。

第三 帮助父母学习如何表达

父母也需要不断学习一些有效的表达方式。你可以告诉父母，如果觉得你哪方面做得不好，就直接向你提出，这样才有助于你采纳他们的意见。另外，你要向父母表达希望他们能看到并认可你的优点。每个人都不是完美的，而每个人也都有自己的价值和优势，父母的认可才是对你最有激励意义的。当然，你也要勇敢面对自己的不足与缺点，告诉父母，要给予你改进的支持和耐心，让父母成为你成长的助力而不是打击者。

老师很严厉，我该怎样向他请教问题

你是否遇到过让你感觉很严厉的老师？在你看来，他经常板着面孔，几乎没见他笑过，每次一看见这个老师，你就会紧张。你很怕他在课上叫你的名字，下课后有问题也不敢去问他。于是，你这门课的成绩也不是很理想，你也越来越焦虑，这样下去该怎么办呢？

每个老师的特点都有所不同，虽然慈爱、温柔的老师会让学生感到很轻松，但所有老师都希望能教好每一个学生。当看到老师严肃的表情，或者老师的行事作风很严厉，可能会让你不自觉地对老师产生距离感，也因此会认为这个老师一定很严厉，如果自己做不好就会被老师惩罚，而这种想法会进一步加重你对老师的害怕和紧张。其实，你可以试试这样做。

方法一 从多个角度看老师

严厉也许只是老师的表现形式，在老师身上一定还有很多其他的特质，如讲课讲得很好，判作业很认真、及时，对待同学很公平，等等。你不要刻意放大老师的严厉，要从多角度去看待老师，你也不要让自己陷入在害怕、紧张的情绪里，如果你可以找到更多的机会和老师交流、请教，或许你会发现老师温暖的一面。

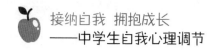
方法二 越主动，越放松

比较严厉的老师可能是对学生的要求比较高，当学生们的表现不尽如人意时，更习惯于用严厉的方式给予学生们提醒，不希望看到学生们松懈。所以，对于愿意主动请教老师问题、主动学习的学生，老师的内心是不会排斥的，即使老师表面上并没表现出来，主动学习的学生，再严厉的老师也是喜欢的。

方法三 做好充分的准备

你可以每次把自己想请教老师的问题提前整理好，同时附上自己对知识点的思考。你准备得越充分，当你面对老师时，关注点就会越多地放在要请教的问题上，这样也会减少很多你对于老师表情、语气等其他方面的关注，跟老师请教问题时也会更高效。

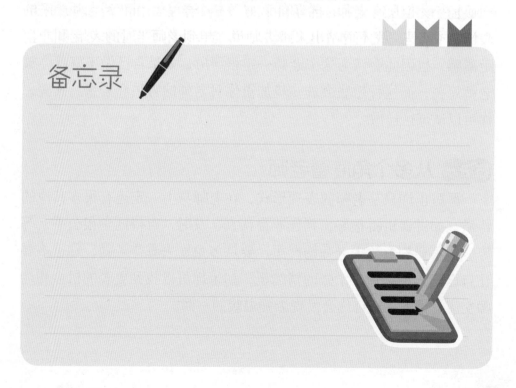

备忘录

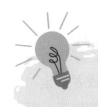

不认同老师的观点
或做法时怎么办

你的朋友找你聊天，诉说一件让她很苦恼的事情："班里要组织表演活动，有两个男同学不想参加，我们的班主任不同意，说集体活动必须全员参加。两个男生向老师表达了自己是接受不了班里的表演形式，但老师听后却更加生气，还当着全班同学严厉地批评了他们，使得很多同学都跟着老师一起指责他们。我们有自己的想法和喜好，老师也应该考虑到学生的自尊和颜面，需要合理运用和学生沟通的方式方法。可是，我不敢站出来跟老师说，想到老师当时的表情和同学们的样子，我就没勇气了，我该怎样做才好呢？"

可能你也会遇到类似的问题，当看到同学被老师指责，可能会不认同老师的观点或做法，这说明你有独立思考的能力，对一件事有自己的见解。老师可能当时只是从工作要求或集体荣誉的角度考虑，其他的同学也可能有各自考虑问题的角度和想法。毕竟成年人有时候也会考虑不够周全，你可以试试下面的方法。

方法一 私下和老师交换想法

你可以提前想好对这件事的看法和建议，然后选择在课后或午休的时间私下找老师沟通。你要尽量坦诚、客观、不带情绪地跟老师交流自己的想法，同时可以听一听老师的想法，你对老师的尊重，也一定会换来老师对你的尊重。

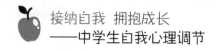

方法二 通过微信或写字条的方式与老师交流

如果和老师面对面地交流会让你感到有压力或紧张，你也可以用微信或写字条等方式跟老师交流一下你的建议和想法，或者你也可以选择你认为更容易的方式，要保证你的想法能顺利地表达出来，然后让老师做最终的决定。也许老师的决定未必和你的想法一致，但没关系，这并不代表你的想法就是错的。

方法三 不要背后议论老师的做法

带着负面情绪和其他同学"攻击"和自己持有不同看法的老师，这种方式不但不能解决问题，可能还会使问题升级，也会失去同学之间或同学和老师之间的信任，并产生隔阂。

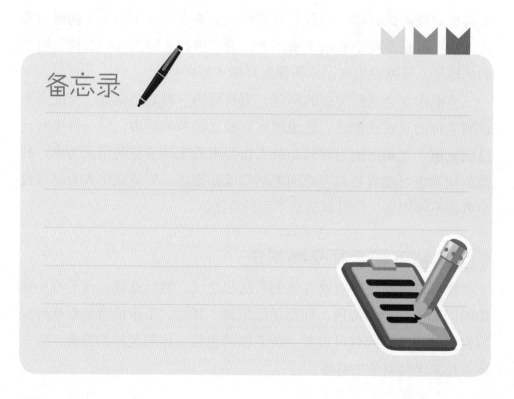

备忘录

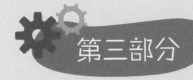

第三部分

迎接情绪的变化

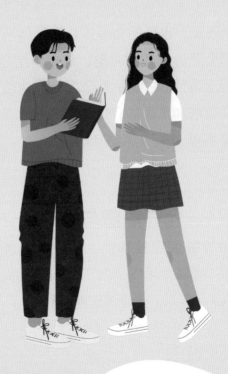

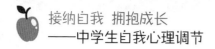

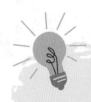

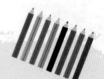

紧张焦虑时该怎样调整和放松

　　你是否有时也会出现以下的情况：考试前会坐立不安、心跳加速；和同学相处时会担心他们对自己的看法，以致手足无措；回答问题时会面红耳赤、语无伦次，甚至有时候你还会想"为什么我越努力越焦虑？""焦虑的本质到底是什么？""如何才能缓解焦虑？"为此，你可能会选择逃避，也可能会逼迫自己更加努力。

　　大部分同学都会经历这样的时刻，焦虑情绪是一种信号，提示我们遇到了挑战。从长期发展的角度看，一味地否定、逃避、拒绝焦虑，很可能会延长或增加焦虑的程度，将来也需要用更长的时间加以调整。因此，当你感受到特别焦虑和压力大时，可以试试下面这些方法。

方法一 命名法——允许焦虑与你共处一会儿

　　给焦虑取个对你来说比较特别、好记住的名字，每次感到焦虑时，就对它说："嗨，朋友，你来了！"你可以问问它想向你传达些什么，让焦虑跟自己待一会儿，待焦虑程度减轻之后，对焦虑说再见。

方法二 设置"快进版"

　　人焦虑时总是会想很多，并且会有一些固定的流程，必须完整地想一遍才能踏实。你可以将这个流程设置成"快进版"，就像看视频

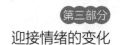

一样，流程依然完整，不过改用 2 倍速观看。

方法三 设置"行动开关"

你可以给不同的行动设置不同的开关。比如"双手握拳后放开"代表自己要放松、"深呼吸"代表自己要专注、"伸展双臂"就代表自己需要开始行动了，找到适合你自己的方式，给自己设定相应的"行动开关"，反复做这个动作，达到一做这个动作就能够引发放松感觉的状态。当自己焦虑紧张的时候，做这个动作就会体验到放松的感觉。

备忘录

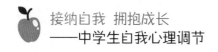

特别敏感、心理内耗
很严重怎么办

有没有人曾这样对你说："你怎么这么玻璃心啊？""你这明显是想太多了吧！""你怎么会这样想？我完全没那个意思。""我并没有这样想，你别给自己乱加戏好不好！"……

这些话是否会使你开始陷入自我怀疑，开始思考自己是不是真的太敏感，想太多了？有时遇到好的机会，自己不但不敢去争取，还会在脑海中设想种种失败的后果，永远觉得倒霉的事情会发生在自己身上。你想成功，也想改变自己，但却总是停留在原地，为此你感到自责和无助，其实这种状态就是心理内耗。

通常，心理内耗严重时我们会将自己的负面情绪藏在内心深处自我消化，有时会追求完美，也会导致自己明明什么都还没有开始做，却会感觉到疲惫、劳累。有什么办法能让自己从敏感且内耗严重的心理状态中走出来呢？下面提供你几个方法。

方法一 找到跷跷板的平衡点

心理内耗和精力充沛是我们不同的状态，会受环境变化、自身状态等因素影响，没有人会一直处在一种状态中，甚至一天内也会有所变化。

我们可以用跷跷板比喻这种变化，你可以以一天或者一周作为周期，观察自己的变化规律，从而找到跷跷板的平衡点，并且接纳这样的状态。

方法二 通过"提醒声音"，帮助自己积极解决问题

当你偏向于从消极角度解读信息的时候，往往会下意识地体验到更多的消极情绪，也会更容易否定自己，导致自己只会在消极的状态里越陷越深。有时也会自动化地联想曾经的消极体验和状态，并将自己又带入过去的情境中，导致消极情绪和体验加重。

这时，你可以使用"提醒声音"的方法。提醒声音可以是你对自己的提醒，如"我可以先暂停这个想法，想想是不是有其他的可能性和解决方法？""我可以和其他人交流一下，说不定会有所帮助。"也可以请你信任的家长、老师、同学、朋友作为"提醒声音"的发出者，跟他们事先约定好，在你陷入某种状态时给你建设性的提醒："请先停下来！""需要和你聊聊吗？"

方法三 调整肢体动作改变情绪

可以通过体内激素水平的变化来观察肢体动作对我们情绪的影响。积极的肢体动作能让我们变得更自信、更有力。当你再次感到萎靡不振时，不妨调整一下你的肢体动作。例如，对自己比个胜利的手势，或是提起手臂为自己做个加油的动作，都会让你更加自信。

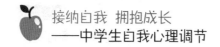

情绪变化就像
过山车，这是怎么回事

有时情绪高涨，浑身是劲儿，怎样也不觉得疲倦；有时情绪沮丧，疲惫不堪，感觉整个人都不好了；有时因为一点小事就会短时间内情绪波动很大，感觉像坐过山车。

每个人每天都会有不同的情绪体验。外部因素包括你正在面对很多环境的变化，或者受人际关系的影响；内部因素则可能和你的大脑有关，大脑在青春期的时候会进入高速发展的阶段，某些功能在发展的过程中，对各种变化的反应还不太稳定。当我们的情绪波动很大时，要对自己说："出现这样的波动十分自然，无论发生什么，我都能处理。"

方法一 看剧法

你可以把某些场景看成正在上映的电影，把自己想象成电影里的人物，深度代入，需要的时候，还可以是把自己想象成编剧或观众，可以灵活地转换角色。这样做可以帮你更客观地去诠释某些问题，你也会从中获得新的体验和发现。

方法二 寻找有效经验

你可以问问自己："什么时候问题会变得没有那么糟？""我是如何应对的？""哪些方法对我有效？"回想你曾经解决这件事情的经

历，并根据以往的经验尝试解决现在的问题。这样做，可以使你波动的情绪慢慢稳定下来。

方法三 着陆技术法

当你感觉自己的情绪起伏非常剧烈，并且让你感到很不舒服的时候，你可以按照这个引导语，进行自我引导和练习：感觉一下双脚跟地面的接触，或者身体跟椅子的接触。动动手指和脚趾，用心感受他们的存在以及带给你的感觉。环顾四周，快速地命名你所看到的各种东西，观察它们的颜色、形状、状态等，回想记忆中让你感觉到轻松、愉快的经历（如吃美食、和朋友或家人远行等）。回到现实中，体会你此刻的状态和感受，让自己慢慢放松下来。

方法四 找到适合你的多种情绪稳定器

每天规律运动半小时，可以让你的情绪更稳定；在陷入焦虑等情绪无法自拔时，你可以听一些轻松、流畅的音乐，会对你的神经系统产生良好的作用；你也可以向同学或家长倾诉，诉说自己近期遇到的事情，通过交流把心中的不愉快释放出去。

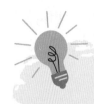

临近考试，极度焦虑怎么办

考试前，你是否会担心、紧张，害怕自己考不好，还会感到很烦躁，脾气也会变坏。在紧张的考前复习期间，你是否会常想"要是考试分数不理想怎么办？"害怕会让父母失望。越是紧张，学习效率反而越低，以致让你非常苦恼，不知如何是好。

这样的烦恼很多同学都遇到过，其实考前适当的焦虑会激发动力，让你保持好的状态。不过，如果考前过于焦躁不安，考试时则很可能无法正常发挥，考后也会忐忑不安，担心别人对自己的评价。其实，这些都是考试焦虑的表现。

考试焦虑是指在一定的应试情境激发下，受个体认识评价能力、人格倾向及其他身心因素所制约，表现出的防御或逃避行为。想要缓解考试焦虑，你可以试一试以下方法。

方法一 评量目标，合理调整

有时焦虑可能是感觉自己达不到目标，你可以用 1～10 的标尺评量，10 是你希望达到的目标。评估下你目前的能力，在标尺几的位置呢？如果与目标的距离比较大，离考试的时间又比较近，你可以适当地调整一下自己的目标，这样会让你更有把握，且更能把精力聚焦在任务本身上。

方法二 寻找有效经验，提升自信

你应该已经经历过很多次考试，也会在很多次考试中很好地调整了自己的情绪。你可以仔细回想一下，在哪次考试前你的情绪相对平稳，在考试期间能够稳定、正常地发挥自己的水平，你具体都做了些什么呢？回想的细节越清楚越好。

方法三 考试中的积极调整

当你坐在考场中，可以先用几分钟调整一下自己的呼吸。你可以采用稳定的、缓慢的深呼吸方法，吸气时双手慢慢握拳、微屈手腕，腹式吸气后稍稍屏息一段时间，再缓慢呼气，同时使全身肌肉呈松弛状态。之后，选择适合自己的呼吸频率重复多次。

当你遇到一些平时没见过的题型或情绪焦虑、思维混乱时，你需要马上让自己停下来，并且找到眼前的一块橡皮或一支笔，仔细地、静静地看着它，让自己慢慢放松下来，这样做你的思维就会逐渐变得清晰。

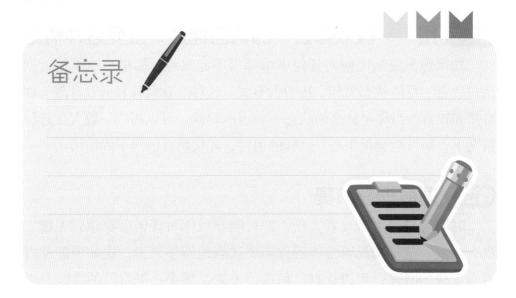

备忘录

对任何事都没有兴趣，这是怎么回事

"老师，我这几天突然对周围的事物都没有了兴趣，觉得做什么事情都没有意思，做什么事都提不起精神。我到底是怎么了？我应该怎么办呢？"

很多人会认为我们永远都应该保持积极向上的状态，不应该失落、不应该对周围的事物感到无聊、无趣。但每个人都是一个活生生的个体，每个人都不可能做到永远乐观积极、开心快乐、充满激情，我们的状态常会起起伏伏。如果你正在经历这种状态，希望下面这些方法能够帮到你。

第一步 用"一般人都会"的语言描述，接受这种情绪

如果你只是短时间对任何事情都提不起兴趣，那很可能跟你近期比较疲惫、身体状态欠佳、压力大有关，这种变化就像日升、日落一样自然和正常。当你对自己的状态不满意的时候，可以用"一般人在这种情况下，都可能会很担心"这样的语言，先接纳自己当下的情绪。

第二步 适度调整节奏

时间安排得太满或者太松，都可能导致你对任何事都感到无聊、没有兴致。这种情况恰恰提醒你需要适当地调整节奏，比如当你觉得节奏太快的时候，可以让自己稍微停下来，感受一下自己的呼吸、心

跳和身体状况，让自己慢下来，有休闲娱乐的时间，从而逐渐提升对生活的热情。如果你觉得时间太松，可以每天增加 1~3 件自己能够完成的事情。

第三步 每天的心流体验时刻

心流体验是指让自己沉浸于某事（如踢球、弹琴、绘画、舞蹈、写作、阅读、照顾动植物等），忘记时间的存在，达到一种忘我的状态。找点儿时间，列出你的心流体验清单，你可以用抽签的方式或者其他你喜欢的方式，每天选择一种，让自己沉浸在其中 20~30 分钟。

第四步 寻求帮助

如果你发现自己的状态不是暂时性的，已经持续了比较长的一段时间（如两周以上），你可以向父母、老师、同学寻求帮助，也可以通过心理热线、心理咨询机构、医院心理门诊等获得专业帮助。

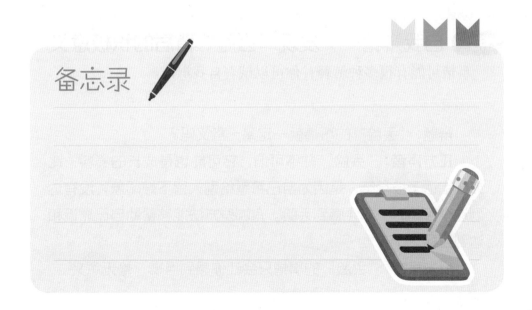

备忘录

总会想起以前特别丢脸的事情，很沮丧怎么办

"我经常会想起自己以前做过的丢脸的事怎么办？想起来就觉得很尴尬，比如在某个重要场合说错话被人嘲笑，做某个动作出丑……我会控制不住回想，丢脸事情也会不定时地突然出现在脑海之中，这种感觉特别不好……要怎样做才能让我彻底忘记这些事情，不让它们再出现在我的脑海中呢？"

一直被这些丢脸的事情所困扰确实是一件很痛苦的事情。如果你会经常想起那些曾经让你丢脸的事情、难以释怀，并且感到很沮丧，进而还影响到你正常的学习和生活，你不妨试着这样做。

方法一 自我辩论——发现"丢脸"背后的积极意义

事情可能有很多种解释，你可以试着自我辩论。

> **辩题：**"丢脸"的事情就一定毫无意义吗？
>
> **正方声音：**"丢脸"并不可怕，它可能也是成长的养料。比如说错话了被嘲笑，是因为自己希望给别人留下好印象，没有达到这个目标时，才会感到丢脸。有哪些方法能够帮助自己靠近和达到目标。
>
> **反方声音：**"丢脸"的事情只会让你感到沮丧，毫无意义。

通过自我辩论，你会发现现在那些困扰你的"丢脸"事，也在以它的方式提醒着你可以在某些方面获得更好的结果。

方法二 安抚"内在小孩"

"内在小孩"是每个人自我的一部分，代表着我们过往的感受和记忆。之前发生的那些让你感觉"丢脸"的事，就是"内在小孩"当时的感觉，可能也是在提醒你，还有些问题没有解决，需要为此做好准备。不过现在的你已经比那时成熟了一些，你可以安抚"内在小孩"，告诉他现在你已经更有力量和智慧，能够找到更多面对压力和解决问题的方法去应对挑战。

方法三 记录并练习有效方法——自我支持

当你又在重复想起之前那些感觉"丢脸"的事情时，你可以做一些其他的事情来转移你此刻的注意力。例如，出门散散步、听听音乐、看喜欢的电影、做做家务……

当你将注意力集中到其他事情上，你对过去那些事情的关注就会减少。你可以记录哪些方法对你是有帮助的，并记录成功转移注意力的频次，当你再重复想到那些丢脸的事情时，你就可以采用记录下的方法进行自我支持。

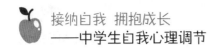
总爱发脾气、控制不住自己，之后又后悔怎么办

最近王老师遇到好几个有着相同困扰的同学。"老师，在生活中我特别容易发脾气，情绪一上来就会说一些很伤人的话，有时候我说的那些话真的不是故意的，我很后悔，也很苦恼，我想控制自己不要乱发脾气，可怎样都控制不住，急起来，情绪就会瞬间爆发。我该怎么办呢？"

每个人可能都有这样的时候，你可以尝试以下的方法，让自己更好地管理和表达情绪。

方法一 使用慢镜头，给情绪命名

情绪可能是在提醒我们需要做些事情，只不过有时候会表达过度。当冲动情绪来临时，你可以有意识地放慢处理情绪的速度，停下来观察它、描述它、理解它，同时为它命名。愤怒的原因通常是对事态无法掌控的无力感造成的，你可以试着找出每次情绪失控的原因然后解读它，如可能是因为担心失去家长的信任，导致很愤怒、伤感、喜悦、害怕……这便是对情绪的自我感知和理解。

方法二 利用安全岛技术，稳定情绪

大部分负面情绪都是人们在感到不安全时的反应，需要通过一种方法快速让自己重新体验到安全和稳定。你可以试试安全岛技术，对自己说:"现在我的内心世界中有一个安全的地方,在这里,我感到很安全、很舒适。需要的时候我可以随时造访这个地方,也可以随时离开。"你可以在安全岛中停留 3 ~ 5 分钟,充分体验这种稳定和安全的感觉,为自己的心理补充能量。每次当你感到焦虑、愤怒或者有其他让自己感到不舒服的情绪时,只要重新回到自己内心世界那个安全的地方,就能帮助你慢慢放松下来。

方法三 情绪爆发后,修复关系

如果你没有控制住自己情绪的爆发,对他人说了很多冲动的话,可以在情绪平复后,主动、真诚地向对方表达自己当时的想法和情绪,以及对彼此关系的重视,并且告诉对方希望以后在沟通时怎么做。同时,你也要听听对方的感受和建议,从而找到改善的方法。

备忘录

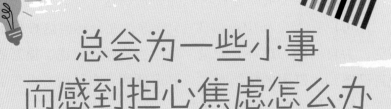

总会为一些小事而感到担心焦虑怎么办

在学习和生活中，你是否总会为一点小事而感到担心焦虑，如担心早上作业本没有带，担心记不全今天的作业，担心放学时错过接自己的家人，担心爸爸出差是不是安全，担心家里的门有没有锁好，担心昨天没有跟好朋友打招呼就走了，朋友会不会生气……

你可能明知道这些担心是多余的或不必要的，但还是会为此担心，希望下面这些方法能够帮到你。

方法一 了解大脑的工作机制——格式塔效应

大脑会对不完整信息进行补充，这在心理学中叫作格式塔效应，指的是人类的思维方式具有结构完整性的特点，会将结构不完整的事物依据其相应的特征补充完整。

当你担心焦虑时，你通常会对自己没有信心、不相信自己，大脑便会脑补没有发生或者是想象中的事情。

方法二 拓展多种可能性，给自己一个缓冲期

你可以对自己担心的事作出多种可能性的预想，如作业本没有找到，可能是自己忘记交了，可能是我的作业被老师作为范例表扬了，可能是作业本的确丢了。多种可能性会带来更有弹性、更灵活的应对方式，经过多次练习，你就能让自己更加从容地面对和接受不同结果。

方法三 重塑经验，做好自己能做的事情

你可以努力做好自己需要做的事情，比如在完成好自己当天的学习任务后，把要为明天做好准备的事情记录下来；完成作业后，马上把作业本放到书包里；和家人约定好放学后在哪个位置接你等。每完成一项就对自己说"我做好了准备"或者"我很擅长处理这些事"。

方法四 聆听他人的建议

你可以以自己为圆心，画一些同心圆。在圆心写上自己的姓名，最靠近你的圆环是知心朋友或者父母、亲人，写上他们的姓名；在稍外一圈写上那些和你相处融洽的朋友姓名；再外一圈写上普通同学或熟人的名字。利用和朋友聊天等沟通、交流的机会，大胆说出自己的感受，聆听他们的建议和对自己的评价，这会对你有所帮助。

备忘录

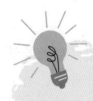

长时间心情不好
怎么办

　　"老师，我以前是一个非常快乐的人，每天都会开心地跟同学一起上学、放学，课间也会跟好朋友一起玩耍打闹，非常高兴。但是最近我也不知道自己到底是怎么了，突然之间心情就变得很低落，做什么事都提不起精神，还总会感到难过、忧伤。爸妈说是我想得太多了，可是我真的很烦恼，不知道应该怎么办！"

　　每个人都有这样的时刻，希望下面的方法能够对你有所帮助。

方法一　寻找生活中的例外

　　心情不好时，你可以先试着问问自己：最近 1 周或 2 周，自己在什么时候体验到了快乐和幸福，当时发生了什么样的事情，周围的人做了些什么，自己又做了些什么？在这种体验中自己的身体和表情有着怎样的变化，等等。

方法二　学会调节情绪的技能

　　1. 有氧运动法　有氧运动可以起到改善情绪的作用。你可以先选择适合自己，并且能够完成的方式和频率，如游泳、慢跑、打球、跳舞等，每周 3 ~ 5 次，每次持续活动 20 分钟以上。运动后，你可以观察自己情绪的变化，相信能够帮助你改善情绪、稳定心理状态。

　　2. 饮食缓解法　在情绪不好的时候，进食一些淀粉类食物，既能促进大脑产生使人放松的感觉，又可通过细嚼慢咽来缓解和转移对所关注事物的注意力。

3. 音乐改善法 在情绪不好时，你可以先听一会儿与当时情绪一致的音乐。如生气时听快节奏的摇滚乐，使情绪得以宣泄，但时间不宜过长。而后，换成自己情绪稳定时喜欢听的音乐，让音乐渐渐唤起自己的好心情。

方法三 丰富自己的"心理充电锦囊"

回忆一下做什么可以帮助你体验到积极、愉快的情绪，写在小纸条上，把它们放进一个盒子或者袋子中，你列出来的事件越多，你的充电锦囊就越丰富，比如品尝美食、看电影、旅游、翻相册、做手工、回忆和家人一起的幸福瞬间、晒太阳等。当感到情绪不好时候，你就可以从里面寻找有效的应对方法。

方法四 把自己的情绪刻度化

我们的情绪体验实际上是一个连续体，而不是绝对的两极。可以将我们的情绪体验进行刻度化，这样可以帮助我们更加清晰地感受和体验自己情绪的变化。在一张纸上画出一把带有刻度的直尺，在正中间标上 0，向左、向右数值都分别越来越大。向左代表消极情绪，向右代表积极情绪，数值越大情绪体验就越强烈。当我们情绪有变化的时候就可以拿出这把情绪刻度尺标一下当下的情绪值，并为自己提供相对客观的反馈。

觉得自己特别孤独，没有人理解自己怎么办

"我好孤独啊！为什么在我身边连个能说心里话的人都没有？""为什么我的想法总是不能被父母理解？""我太压抑了，我真正想做的事情总是无法去做，也得不到支持。"

你是否也经常会有这样的困扰？这就是孤独感，它是感到自身与外界隔绝或者受到外界排斥所产生的情感。如果此时你也正经历着孤独，不妨试着这样做。

方法一 列出希望清单

美好的希望总会令人兴奋并心向往之。当你感到孤独的时候，你内心中最希望得到的或者最希望发生的事情是什么呢？你可以仔细地想一想，越具体越好，比如"我希望每天都能和父母愉快聊天 15 分钟""我希望和某某同学有一次深聊""我希望在我讲出自己内心想法的时候，我的朋友或者我的父母可以这样回应我"等。把这些希望记录下来，并想象如果你希望的事情发生了，你的心理状态会有哪些变化？一张希望清单，一定会帮助你明确自己的需要，并会为之努力。行动起来吧！把你的希望说给他们听，主动发出邀请，相信你一定会有令人欣喜的收获。

方法二 寻找志同道合的伙伴

当你感觉自己没有朋友陪伴的时候，不妨在与你有共同语言的同龄人中寻找可以做朋友的人。比如，和你有共同运动爱好的人、和你有共同艺术爱好的人、和你喜欢相同偶像的人等。在这样的群体中，你会更容易找到能够理解你、和你有共同语言的朋友，在朋友们的互相关爱、互相激励及互动中，会让你体验到人与人之间真诚交流的快乐。

方法三 创建一个属于自己的秘密基地

你可以在家里创建一个属于自己的秘密基地，这个秘密基地可以是你书桌的一角、一个存放你心爱之物的箱子、你睡觉的床等。你可以把那里布置成你喜欢的样子，当你心情不好或有小秘密时，都可以进入这个秘密基地，尽情地倾诉。让这个孤独的时间成为你进行深刻思考的时间吧，在这段时间中你会惊奇地发现有好多你认为无解的问题都会慢慢被解开，你的情绪也会变得越来越稳定。

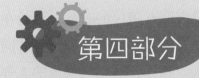

第四部分

提升学习胜任力

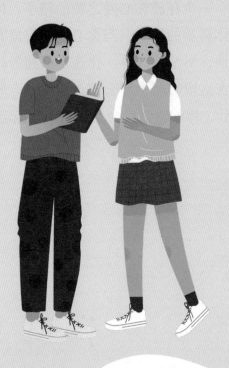

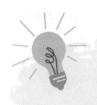

找不到学习的动力怎么办

你是否在学习上没有目标，看到周围的同学都在埋头学习，你虽然也会感到一点儿焦虑，不过很快就依旧如前；或者有时候你会觉得自己能力有限，于是在学习上什么都不愿意尝试；或者临近中考、高考，你却依旧紧张不起来，家长、老师的叮嘱也听不进去，总是一副无所谓的样子。

学习动机是激发自己努力学习、坚持不懈并勇于接受挑战的重要推动力，尤其到了中学阶段，学习上的动力更依赖于学生自己内在动机的激发，如兴趣、理想与目标、意义感、价值感、成就感及自主掌控感等。

方法一 联结"学习与生活"，增强动力

我们的大脑很喜欢寻找有意义的事情，你可以尝试用所学的学科知识解释日常生活。比如，你可以每天选择一个学科记录其与生活的关联，如周一记录数学与生活的关联，周二记录历史与生活的关联，周三记录化学与生活的关联……一周为一个循环，当你回看自己记录的内容时，可能会对你提高学习动力有所帮助。

方法二 通过"每日三问"提升自我成就感

找到自己在学习上的优势与拥有的资源，可能会让你更愿意投入学习中。你可以使用"每日三问"的方法和自己对话。

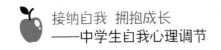
"每日三问"例句
今天在学习上让我感到自豪的时刻是什么？
我身上的哪些品质可以帮助我在学习上有所提升,是如何在学习上对我有所帮助的?
如果在学习上我可以帮助到某位同学,我可以为他/她提供哪些帮助呢?

通过这样的自我探索，可以帮助你看到自己在学习上已经做得很棒的部分，帮助你建立自信，提升成就感。

方法三 使用小台阶，启动具体行动

在你现在的基础上，把自己要做的具体行动尽量细化，包括以下几种方式。

（1）对于不会的或者听不懂的知识，要当天找机会主动问老师，让自己学习变得更从容。

（2）每天写作业前先复习老师当天讲过的内容，让知识掌握得更扎实。

（3）跟和自己学习水平差不多的同学交流会有更多的共同语言，交流问题也更容易理解，你可以每天跟对方交流1~2个学科的问题，逐步提升。

（4）目标设定的时候，需要具体、可行，并且自己可从中受益。你可以先选择一个学科，这样坚持3周，相信小变化会引发大改变，也可以逐渐提升你对学习的兴趣和动力。

上课经常注意力不集中怎么办

上课时，你是否会忽然想起偶像马上要开演唱会了，于是开始心驰神往；或者觉得老师讲得有点儿无聊，想做点儿其他的事；或者忽然想到昨天收到邻班同学给自己写的信，于是心烦意乱，根本听不进老师讲授的内容，学习效率也很低，不知道怎么办才好？

注意力的稳定性，指一个人在一定时间内，比较稳定地把注意集中于某一特定的对象与活动的能力。一般在 12 岁以后，注意力的持续时间在 30 分钟左右。注意力持续的时间跟外界的环境有关，也跟自身有关，如窗外的风景会让你忘记听课，或者自己本身对这一科目不感兴趣等。

想要提升自己上课时的注意力，需要日常进行很多的训练，你可以尝试以下几种方法。

方法一 打造专注上课的学习环境

首先你要学会如何降低外界的干扰，你可以跟周围的同学共同维持一个专注的学习氛围。提前跟同学达成共识，彼此督促对方上课时要更加专注。你们可以设置一个共同的暗号，比如谁想要说话了，就做一个握拳的动作提醒，以帮助自己和同学重新回到认真听课的状态中。

方法二 每日正念冥想 10 分钟

正念冥想是把注意力有意识地集中于当下，并且不带评判。你可以每天坚持进行 10 分钟的正念冥想练习。坐在舒适的椅子上，后背离开椅背，尽量只坐椅子的前 1/3，双腿自然分开与肩同宽，双手自然地放在膝盖上或者放在小腹，闭上眼睛，头部放松。尝试将注意力集中在呼吸上，保持自然呼吸，感受自己吸气、呼气的感觉，感受腹部的起伏。如果练习过程中有任何念头、情绪出现，不必想着赶走它们，你需要接受他们的存在，并观察当这些念头跑出来的时候，自己呼吸、情绪的变化，然后再次把注意力温柔地拉回到呼吸上来。

方法三 画曼陀罗 10 分钟

每天保持专注的状态画曼陀罗，没有标准和对错，你只需要选择自己喜欢的方式去画或涂色即可。

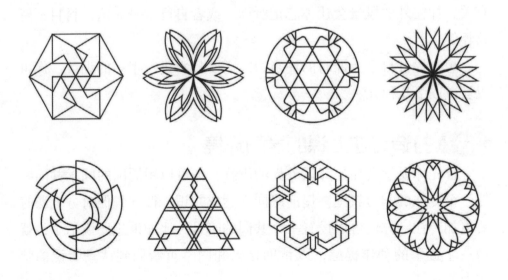

方法四 自我欣赏日记

积极情绪可以帮助我们提升学习动力，有效提升上课时注意力的稳定性，每天写自我欣赏日记就是一个让我们保持积极情绪的好方法。

日期	自我欣赏
×月×日	今天语文课我的回答，老师认为我有很多自己的想法，我觉得自己很有成就感。
×月×日	今天数学课上我认真听课，作业完成的正确率非常高，我觉得自己是个很自律的人。

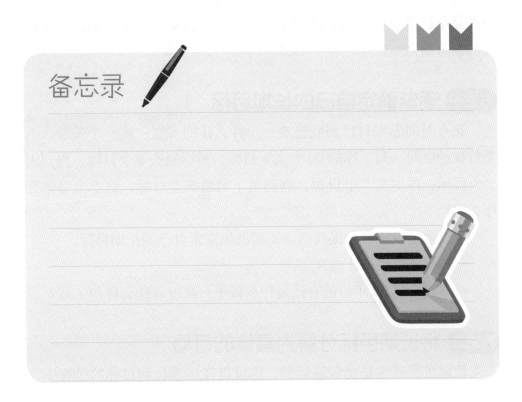

备忘录

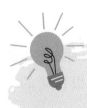

怎样才能长时间对学习保持热情

你出现过这样的情况吗？考前动员会一开，自己马上热血沸腾，但过不了几天就又开始懈怠？看看周围的同学，有些人能够始终如一地投入学习，自己很羡慕，也制订了一大堆学习计划却经常半途而废？

对一件事保持长时间的热情本身就不是一件容易的事，尤其是在中学阶段，学习任务和挑战持续增加，这对于学习热情、学习投入来说都是个挑战。你可以尝试以下方法激发自己对学习的热情，保持持久的学习动力。

方法一 逐渐确定自己的长期目标

花点时间思考自己到底想要一个什么样的人生：找一个安静、不受打扰的空间，写下你的20个人生目标，然后划去5个目标、再划去5个目标、再划去5个目标，直到留下最后5个目标，这5个目标是什么呢？

可以通过以下自我提问的方式帮助你探索自己的长期目标。

- "我的梦想是什么？"
- "我希望20年后的自己是什么样子？在过着什么样的生活？

方法二 将长期目标分解为具体的行动

长期目标通常是比较遥远的，你可以在达成长期目标的过程中，将其分解为自己在不同阶段需要达成的中期目标、短期目标，最后落实到现在需要做的具体行动上。比如，为了实现"想成为一名知名翻译家的理想"，我现阶段的中期目标是提升英语的水平，为了实现这一中期目标，我需要在本学期末掌握 1 000 个新的英文单词。因此，我需要每天背诵 10 个新单词。将看似遥不可及的长期目标落实到每天可以实现的具体行动中并坚持实施，从而逐步提升自己对学习的信念。

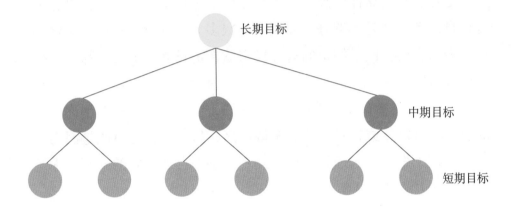

方法三 转换视角，看到更多可能

在学习过程中，你难免会遇到挫折与失败，该如何看待这些经历呢？你要用更灵活、弹性的视角看待这些经历，可以问自己几个问题。

- "这个阶段我曾经做出的值得肯定的行为有哪些？"
- "这次暂时的挫败让我学到了什么？"
- "我还有哪些方法可以尝试？"

关注自己努力的过程并体验自己努力投入时的愉悦感，提升自己对待学习的乐观态度与希望。

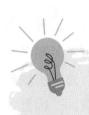

总感觉自己的成绩不够理想怎么办

你是否也有过这样的感受，明明考试成绩比上一次有所提升，但仍觉得自己考得还是不够好；即使周围很多人都在肯定自己，老师、家长都表扬自己，同学们也向自己投来欣赏的目光，但自己却仍觉得成绩还可以更好。

其实，你会这样想是很正常且常见的，可能一方面来源于你对自己的习惯性否定，或者对自己的期待过高；另一方面也可能是因为你的成绩相较于想要考入理想的高中或者大学还存在一定的差距。你可以尝试以下方法进行调整。

方法一 画出自己的成绩变化曲线

其实，成绩有起伏是非常正常的。你可以画出自己进入初中 / 高中以来几次大型考试的年级排名曲线，也可以邀请其他的同学画出同样的曲线，你可以通过这些曲线观察到每个人的年级排名都有起伏，甚至能观察到很多时候你的年级排名正在有规律或者在整体趋势上有所上升。这可以帮助你以直观的方式相信自己的进步。

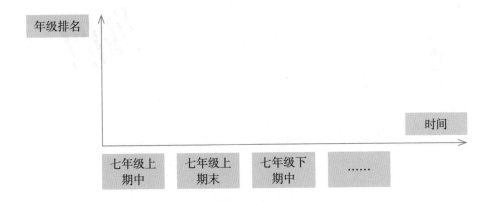

方法二 找出提升成绩的有效方法

　　每次考完试，你可以分析自己在每个科目上进步的地方，同时找出自己能取得此进步的原因并写下对自己的欣赏和肯定，以提升自我成就感。

科目	比上次进步的地方	取得进步的具体方法	对自己的欣赏
语文			
数学			
……			

方法三 细化差距，形成具体的解决方案

　　如果你是因为自己的成绩相较于自己理想的目标学校还存在一定差距，这时候你就需要分析自己具体是哪些学科的成绩还需要提升，并制订对应的学习方案，设置逐级目标并坚持实施。

需要解决的问题	3 个解决方案 （行动计划或逐级目标）	可以寻求的外部支持
语文作文还可以再提高		
物理实验题丢分比较多		
……		

要学的科目太多，总感觉时间不够用怎么办

进入初中 / 高中后学习科目增加，你会经常觉得自己的时间不够用吗？晚上做作业的时候会经常熬夜也无法完成吗？进入初中 / 高中后，在学习习惯、学习方法、思维习惯方面都将面临更高的挑战，并且随着学习科目增加、学习内容更加复杂，尤其是将面临中考或高考，学习更为紧张，很多学生都会感到学不过来、时间不够用。你可以尝试以下方式进行调整。

方法一 自我评量

很多时候你感觉时间不够用是因为自己用在学习的时间偏少。你可以将时间分为 3 类。

（1）休闲时间：用于休闲娱乐，有意义的休闲时间能使我们的生活更富有激情、更丰富多彩。

（2）无效时间：被白白浪费的时间。

（3）储能时间：用于学习、思考等活动，为我们的未来发展积蓄能量的时间。

你还可以根据自己每天的活动安排画出自己的时间饼图。

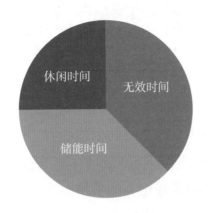

一天结束后，你可以对当天的时间使用情况进行自我评估。

今天时间的使用情况评分为（0～10分评分，0分为非常不满意，10分为非常满意）_____。

例如，你给自己评了5分，请继续记录如下内容。

（1）这5分里面可以继续保持的做法是什么？

（2）如果明天希望提高1分，需要调整的地方是哪里？

减少无效时间的方法：_____。

如何优化休闲时间：_____。

储能时间里需要优化的地方：_____。

方法二 观察和模仿榜样

你身边一定有些在学习效率方面做得很好的同学或朋友，你可以观察一下他们是如何有效利用时间的，或者跟他们交流一下，这样做可能会带给你很多启发，之后你再结合自己的实际情况和特点有选择性地使用他们的有效方法，相信会对你有所帮助。

方法三 番茄学习法

番茄学习法认为，人们每工作／学习25分钟，应休息5分钟，每

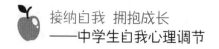
工作/学习 90~120 分钟，应进行一次长时间的休息。比如，晚上需要集中写作业的时候，你可以设置番茄闹钟，一次专注学习一项内容，在学习的 25 分钟时间里，尽可能地排除一切干扰。在休息的 5 分钟时间里，尽量离开学习的场所（如房间），做一些不需要动脑的活动以恢复精力。每隔 4 个番茄时间，就要有一个较长时间的休息，一般在 15~30 分钟。你可以进行冥想放松，或者在小区里逛一圈，或者做一些与自己的兴趣爱好相关的事情。通过这种方式可以减少大脑的认知负荷，从而提升学习效率。

方法四 多感官协同

阅读、听课、画逻辑关系图、联想记忆等，都能够增强学习效果，你可以结合不同的学科特点使用不同的学习方式。如物理，除了听课、完成课后作业之外，你可以自己梳理逻辑关系图，以视觉等直观方式帮助自己理解各知识点之间的关系。

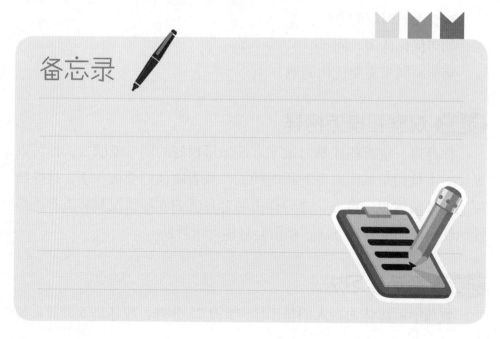

备忘录

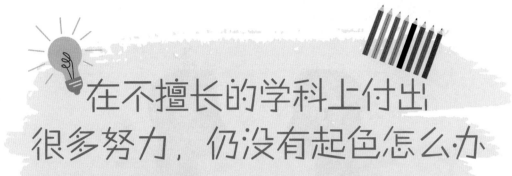

在不擅长的学科上付出
很多努力，仍没有起色怎么办

　　你是否也曾为某一学科付出很多努力，但成绩却总是平平；或者对于某个模块的知识感觉总是理解不太明白，做题时总会在相同的地方出错？

　　这可能是因为这一学科或许有其独特的特点、学习规律和学习方法，需要你进行更多的尝试。你可以尝试从以下几个方面进行调整。

方法一 针对不同学科调整学习方法和学习策略

　　每个学科都有其独特的学习方法，很多时候在某一学科上成绩始终没有起色并不一定是因为你不擅长，也可能是你的学习方法有待调整。以高中物理为例，想要学好这门功课，不是只靠背公式、套方程那么简单，还要能够准确地理解概念、建立概念之间的逻辑关系。当你遇到挑战时，不要轻易给自己下结论，你可以向老师请教，或者请同学给你分享他们的学习经验。

方法二 用成长型思维看待自己感觉不擅长的学科

　　成长型思维相信人的能力和智力是可以通过努力和练习提升的。并没有天生的擅长或不擅长，只是在某方面需要更多的努力和多一些的坚持。不要把学习上的挫折归咎于不擅长，要找到自己还可以在哪些地方做出一些尝试。

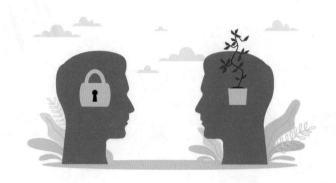

固定型思维
（经常觉得努力是无用功）

成长型思维
（认为每次失败都是一堂课）

方法三 分解为小目标，逐个提升

　　想要提升学习成绩，除了需要投入更多的时间，同时还要找到自己具体在哪些部分经常出错，从而针对不同的内容或模块设置专项训练，逐步提升。下面以语文为例。

最大的障碍是什么	问题可能解决方法	解决之后最理想的状态	具体行动的一小步
作文无从下手	多阅读古诗词 多写日记 ……	看到一个场景可以用很 丰富的词汇和语言描述	每周背诵 1 篇 古诗词
古文部分理解不透			
……			

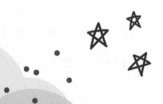

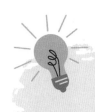

学习很累的时候，要如何激励自己

　　学习强度大的时候，你是否会感觉到疲劳，上课时感到头脑发昏，写作业的时候也感觉脑子不够用？这时候你通常会如何调整自己呢？

　　学习上感到疲惫的原因有很多，比如在持续的高强度学习时，需要上课保持持续的专注投入，如果课间又无法得到有效调节，就可能导致你始终处于高强度学习状态。如果中午、晚上或者周末无法及时放松，则很容易让你陷入一种低能量的疲惫期。因此，在日常学习中需要注意劳逸结合，适当地放松和休息，而放松的过程其实也是为大脑蓄能的过程。你可以尝试以下方法帮助自己调整状态，以便更加积极地投入学习中去。

方法一 适量、规律运动

　　适当的运动对记忆力、注意力和课堂自控力有积极的影响。运动会帮助大脑创建一种环境，这种环境可使大脑快速做好上课准备。你可以每天提醒自己或者和同学一起运动 15～20 分钟。

方法二 做做健脑操

　　你还可以通过跳健脑操的方式调节大脑的工作状态。

　　做法：双足开立、与肩同宽，慢提右膝沉左肘，左肩及面孔顺势

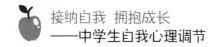

转右；右膝、左肘约在肚脐前方互相轻触后，缓慢打开身体。站直后转左手右脚重复上述动作。如此交替动作为一个循环。

方法三 心理充电区

你可以在自己的房间或者家里的任何一个地方，将它布置成能让你感到放松的样子，比如放置柔软的靠垫、你喜欢看的书等，每天拿出 10 ~ 20 分钟待在那里给自己的心理充电，补充能量。

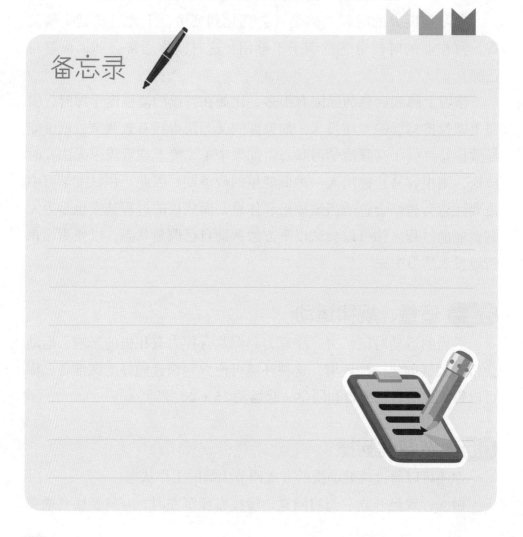

备忘录

总在"努力"和"放弃"之间摇摆怎么办

你是否有一段时间学习很努力、目标很清晰，很投入，状态也非常好，可是当压力积累多了，或者考试成绩不理想，就会忽然想要放弃；过了一段时间，又会因发现同学们都在进步，于是再次点燃斗志……

这种起起伏伏的状态可能会让你感到很不舒服，如何合理地面对这个变化，同时有效激励自己的学习动机是我们调整的主要方向。

方法一 观察自己波动的规律

你可以把自己作为观察的对象，看看在什么情况下自己比较容易有较大的波动，由此你会发现一些规律，比如有时候是在期中、期末考试等重大挑战前，有时候是在环境发生变化（如更换老师、选课走班等）时；也可以请家长、老师帮忙观察一下你的情况，有了这样的观察和分析，你可能就不会很慌张，也能够提前做些预防工作。

方法二 优势百宝箱

可以设计一款属于自己的学习优势百宝箱，把它放在你的书桌上，每天晚上睡觉之前在一张便利贴上写下你当天在学习上值得被肯定的地方，放在百宝箱内。每天早上再从百宝箱中抽取一张便利贴，回味对自己的努力的欣赏，激发自己的积极情绪和自我认可。闭上眼

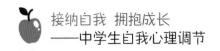
睛做一次深呼吸，带着这样的积极情绪投入一天的学习。

方法三 想"放弃"时，做点不一样的事

很多时候"放弃"的想法是在提醒你需要处理一些焦虑和压力，这个时候你可以做点不一样的事，如每天增加跑步时间、每天选择一首音乐自由舞蹈、周末跟同学郊游或爬山、静心阅读、正念书写等，逐渐释放一些压力，消极的心理状态也会相应地调整到一种积极的心理状态。

方法四 问问自己从"放弃"到斗志昂扬是如何转换的

相信你也曾有成功从"放弃"到信心满满的时候，这个经验非常的宝贵和重要，也是你的解决问题的资源，问问自己是怎么做到的，具体都做了些什么，哪些人帮助了你？把这些经验再次唤醒和强化，也会为你储备更多的"资源宝库"。

备忘录

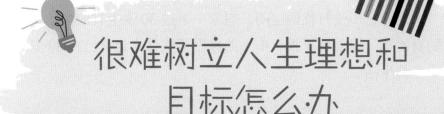

很难树立人生理想和目标怎么办

你是否在提起人生理想时感到很茫然，似乎并不明确自己人生的方向和目标？进入高中后面临选科，你是否完全不知道自己该选择哪一科，或者完全听从家长的安排，却又感觉不是自己想要的？

树立人生理想可以激励我们持续地付出努力，而目标则更侧重于在某一阶段自己要做到的具体事项。中学阶段是形成人生理想的重要阶段，如果能明确自己的人生理想和目标，会更强烈地激发自己学习的动力和抗挫力。

如果你还不是很明确自己的理想和目标，可以试试以下这些方法。

方法一 回顾重要事件

找一张纸，回顾自己的生活经历，写出到目前为止对你的生活影响最大的 5 件事，写上年龄和事件，感觉对自己的成长有利的顺境事件可以写在线的上边，对自己的成长不利的逆境事件写在线的下边；再思考一下，在以后的生活中，你最想做的 3 件事，将它们写出来并标出大致时间。

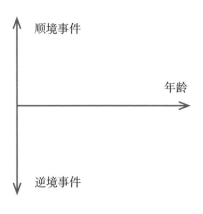

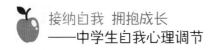
方法二 30 岁生日祝福

找一个安静、不受打扰的空间，想象一下过 30 岁生日的自己，请为那时的自己写一段生日祝福，中学的你做了些什么让自己在 30 岁时拥有更幸福的生活。

方法三 乘坐时光列车

结合方法一或者方法二，选择一个自己想要实现的人生目标，设想如果你可以乘坐时光列车，沿途会经过哪些必经的站点（需要完成的学业、需要发展的能力、需要获得的外部支持等）。你可以在列车上设置不同的车厢，如同自己在不同阶段取得的成就。

（1）我期待在我＿＿＿＿岁时，成为＿＿＿＿的人。

（2）我认为，如果我能做到＿＿＿＿，就是获得了成功。

（3）我能成功达到＿＿＿＿目标，是因为我现在＿＿＿＿（自己现在做了什么，或者在每个阶段达成了什么目标）。

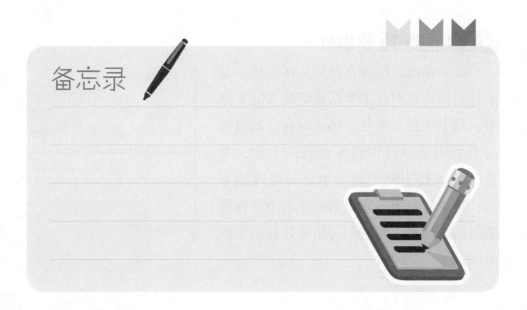

备忘录

不知道未来
要从事什么职业怎么办

你设想过自己未来的职业吗？对于未来自己想做什么有明确的认知吗？对于未来的职业你有什么规划吗？

现阶段处于初中或高中阶段的你，对社会的职业可能还不够了解，甚至对自己能做什么、擅长做什么也不甚了解，所以对未来感到迷茫也是非常正常的。你可以尝试着对自己的兴趣爱好、能力、优势、个人特质等方面进行更多的探索，也可以尝试创造更多的机会了解各种类型的职业，慢慢的，你就可以找到自己人生未来的职业方向。

方法一 锚定自己的兴趣爱好

你可以通过以下问题，充分了解自己的兴趣爱好。

（1）空闲的时候我最愿意做什么？

（2）我最喜欢上什么课？

（3）假设我现在在图书馆或者书店的杂志区，我会最先翻阅哪种类型的杂志（电脑类、体育类、时尚类、军事类、动漫类、文学类、舰船类……）？

（4）当我做什么事情的时候常常会忘记时间，并且不愿意任何人来打扰自己。

（5）我在做什么事情的时候感到最有成就感？

（6）如果有人问起我对什么最感兴趣，我会怎样回答？

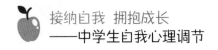
方法二 从具体事件分析自己的能力和优势

　　每个人的优势和能力都会在日常生活和学习中体现出来。在下表中列出你在生活和学习中让自己感到有成就的事件，分析在这些事件中体现出哪些你所拥有的能力和优势。

成就事件	体现出的能力和优势
越野活动	观察力、方向感、分析问题能力、统筹协调能力等
当众演讲	表达能力、反应能力、抗压能力、临场发挥能力等

方法三 聆听他人的反馈和建议

　　除自己的分析外，家长、老师、同学也会对你有所观察和了解。你可以问问他们对你的能力和优势以及发展方向上有哪些建议，这些可能会带给你不同的分析视角和启发。

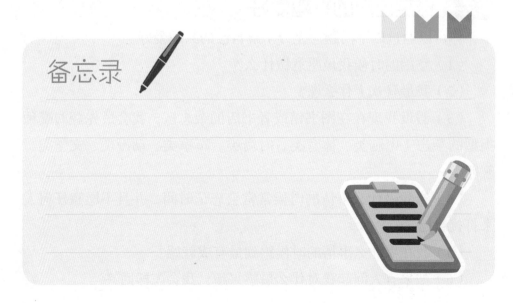

备忘录

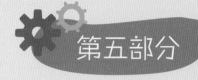

第五部分

行为自我管理

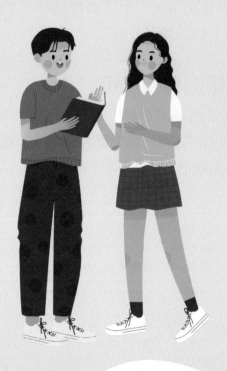

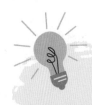

每天睡得晚，
白天犯困怎么办

你是否会经常熬夜写作业以致白天上课时总是昏昏沉沉呢？特别是临近重大考试，睡眠质量不佳，甚至有时想睡也睡不着。睡眠不足直接导致白天上课时常会犯困、学习效果不佳，还可能让你变得心烦气躁，以致再次熬夜到很晚，形成恶性循环。如果你想改变这种状况，可以先从改善自己的睡眠开始。

方法一 建立睡眠流程和按钮

你可以试着建立睡眠流程和按钮，当你准备睡觉的时候，大脑就会接收到相应的信号，这样你就会很容易进入放松的状态从而帮助睡眠。这也是一种心理暗示。可以参考下面的方法。

放松身体	• 冲个热水澡、睡前泡泡脚 • 让身体放松 • 语言暗示：我准备睡觉了，身体开始放松了
放松心理	• 听音乐 • 保持平稳呼吸 • 语言暗示：今天我已经完成了任务，感觉很喜悦、放松

方法二 早上及时调整到投入的状态

早上起床后，可以用 1~2 分钟让自己做好准备，让身体和心理都进入投入状态。

（1）喝一杯温开水，唤醒身体。

（2）结合深呼吸伸个懒腰，同时做扩胸运动，让自己逐渐清醒。

（3）用手掌轻拍身体，从头部开始，到双臂、躯干、下肢、双脚，唤醒身体进入投入的状态。

方法三 随时随地的小活动

白天犯困的时候，你的大脑可能需要换一种方式进行适当的转换和调整。下面这些随时随地可以进行的小活动能够帮你唤醒自己的状态。

（1）快走：你可以利用课间在走廊上进行快走，使自己调整到积极的状态进入下一堂课。

（2）局部身体运动：比如手腕、双臂，可以选择不同的活动方式；如果是在课堂上犯困，可以选择活动一下不易被他人觉察的部位，如捏捏手指等。

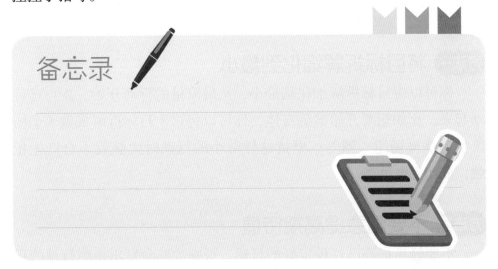

备忘录

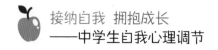

做事总是三分钟热度怎么办

你是否当看到朋友能够坚持完成自己要做的事，自己便想向他们学习，可是自己想要看完一本书却只看了几页就放弃了？想要坚持每天运动，可是坚持不到 3 天就放弃了？想要坚持每天背单词，可是不到 1 周就坚持不下去了？考完试发誓要认真学习，结果坚持不到两天就放弃了？

大部分人都会遇到这样的挑战，坚持一件事需要强大的意志力，特别是想要建立新的习惯更需要强大的意志力。当我们制订好目标，却在执行过程中受到各种诱惑（如手机游戏、短视频等）以致放弃努力，就会造成做事总是三分钟热度，容易半途而废。如果你想调整，可以从以下几个方面入手。

方法一 将目标拆解细化到最小

你可以将目标拆解细化到最小，从最简单的行动开始，让自己行动起来。比如想要开始锻炼身体，你可以将这个目标拆解成做 5 个俯卧撑、绕操场跑一圈等，坚持这样微小的行动时大脑就不会产生抵触，成功率也更高。

方法二 不要随意提高期待值

不要轻易提高已经设定好的目标，否则大脑会发出拒绝行动的指示。如果你真的超额完成了原有计划，你可以给自己一些奖励，如外出逛街、吃点好吃的。这样，大脑就会对制订的计划有一种积极的预期，执行这些计划也会逐渐变成生活的一部分，会习惯性地去完成，这时候你的计划基本就能顺利完成了。

方法三 遵循二五法则

如果到了行动的时间你仍然迟迟不愿意行动，你可以告诉自己，先休息 2 分钟后再开始做。这时候，大脑会进入准备状态，2 分钟之后你会更容易行动起来。当你想要放弃原有计划时，你可以告诉自己再坚持 5 分钟。久而久之，用于坚持所需的意志力投入会变得越来越少，你也会将此逐渐变成一种习惯。

方法四 即刻行动法

这个方法很简单却很有效。到了需要做一件事的时候，你只需要对自己说："我要从 3 到 1 倒数 3 个数，当我数到 1 的时候，我会开始行动。"然后大声喊："3、2、1，开始！"

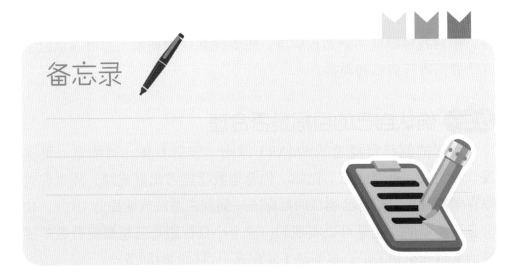

备忘录

目标和计划没有一次实现，觉得特别懊恼怎么办

你是否目标明确，也制订了详细的计划，可是却总因为别的事情而改变计划，或者因对时间估计得不够准确而不能完成，于是只做了几天就坚持不下去了。

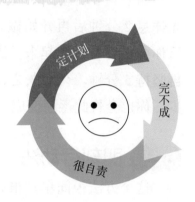

导致制订的目标和计划难以实现的因素有很多，比如制订的目标过高，以致让自己产生畏难情绪；制订的目标太低，以致让自己感觉没有意思不愿意做；制订的目标不够明确，以致让自己无从下手；制订的目标太多，以致不知道自己应该先做哪个才好；时间管理不合理，以致自己制订好的计划被打乱；虽有了较大的自主性，但自我控制能力仍然较弱等。想要改变这种现象，你可以从以下几个方面进行尝试和调整。

方法一 确认自己的目标是否合理

目标的制订需要遵从 SMART 原则，包括具体、可衡量、可实现、相关联、有时间点。比如，你希望数学能考出好成绩，那么你可以在学期开始时给自己制订的目标——到期末考试成绩提升 10 分，10 分是可衡量的，也是可以实现的，这个小目标跟自己想要提升数学成绩的大目标是相关的，也明确了实现这个目标的时间节点。

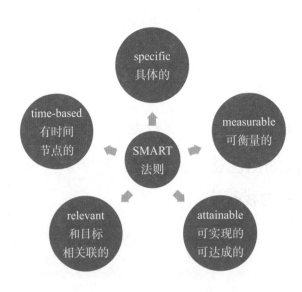

方法二 建立同盟或邀请见证人

计划执行的过程中，可以邀请同学共同制订彼此的目标及行动计划，同时相互提醒，互为对方的见证人，并签订"目标与行动计划自我约定书"。

目标与行动计划自我约定书

本周目标：

自我约定：

我是＿＿＿＿＿＿（填写自己的名字），为了完成本周目标，我计划每天要完成的任务＿＿＿＿＿＿（填写为了完成本周目标每天的计划）

见证人提醒：

为了帮助我坚持完成任务，我特意邀请我的同学（填写每天为自己签字的伙伴的名字）＿＿＿＿＿＿ 每天提醒我，并为我签字。

见证人签字：＿＿＿＿＿＿

方法三 预先考虑可能遇到的障碍并找到解决方法

导致计划无法坚持很多时候是因为在执行的过程中遇到了困难，你可以预先设想自己的计划在执行过程中可能遇到的困难并制订应对的方案。

计划执行过程中可能遇到的困难	解决方案
突发事件导致时间被挤占	制订计划时设置弹性时间
当天动力不足不想行动	学习拒绝拖延的方法

方法四 自我激励和赞美

你可以对自己一天计划完成的情况进行评估，对于自己完成比较好的部分，思考自己是怎么做到的，并及时激励自己。及时的自我激励对你完成计划是非常有帮助的。

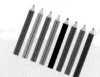

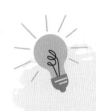

对时间的感知力可以训练吗

做题的时候，明明感觉只用了几分钟，实际却耗费了 20 分钟；计划 1 个小时写完一篇作文，实际却用了 3 个小时。你是否也遇到过这种自己预估时间与实际用时差距很大的情况呢？

对时间有准确的感知，可以帮助我们合理地制订计划、规划行动，这种能力是可以通过训练予以提高的。在对时间感知的训练中，任务越是具体，对时间的感知越清晰，你可以试试下面这些方法。

方法一 将时间感知训练融入生活中

你可以在做一件事情之前，想好自己要在几分钟之内完成。比如，在 2 分钟之内下楼梯，用 10 分钟的时间从家门口走到公交车站点……然后，看自己实际用了多长时间，比较两者之间的差距，体验实际的时间感知。在生活中，你可以有意识地记录自己做每件事所用的时间，以提升对时间感知的准确度。你可以借助下面的表格进行记录。

事项	预估时间	实际用时
洗漱	6 分钟	8 分钟
吃饭	15 分钟	12 分钟
做完语文作业	20 分钟	30 分钟
……	……	……

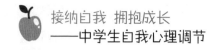

方法二 进行限时训练

晚上做作业之前，你可以预先梳理当天晚上需要完成的作业，将总体的时间结合每一科的具体任务进行分割，并在每科之间预留休息时间。同时，在开始做作业之前你应该预先准备好学习用品，让自己进入学习状态，并定好完成每科作业的闹钟，提醒自己按时完成。例如，要完成 5 道数学选择题，结合题目难度计划限时 15 分钟完成，然后设定好闹钟，训练自己将日常练习当作考试，以提升学习效率。

方法三 定时训练提升对时间的感知

（1）定时冥想：选择一段时长 3 分钟左右的音乐，同时选择合适的时间、地点进行冥想，感知在这段时间自己内在的感觉。

（2）定时运动：设定 5 分钟的闹钟，在这段时间做一些自己喜欢的运动，如肌肉拉伸、深呼吸等，体验自己对固定时间长度的感知。

备忘录

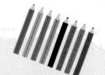

做事效率低，总觉得时间不够用怎么办

你有过这样的经历吗？想要背诵一篇课文，却总是精神不够集中、背不下来，以致花费很长时间；离中考或高考没几个月了，原本冲刺阶段应该是非常投入的，却总感觉自己做题特别慢，每次考试也总感觉时间不够用。

中学阶段课程增多，每天都要面对来自各科的多项任务，有些同学为此疲惫不堪，经常背着古诗想着数学、写着作文想着化学，导致什么事情都没办法按时完成，学习效率低下。越是这样越是紧张，学习更加难以投入，以致耗费大量的时间和精力，你可以尝试下面的方法帮助自己调整。

方法一 一次只做一件事

选择计划要做的一件事情，规定好完成时间，明确地告诉自己要在这个时间内完成，同时，减少其他事情的干扰。比如，要写物理作业时，就先把其他科目的练习册放到书包里；要阅读时，就选择一个安静的空间专心读书；要写作文时，就投入地完成这篇作文后再休息。这样做也会同时训练自己在学习中的专注度，提升学习效率。

方法二 利用时间管理四象限管理时间

"重要度"和"紧急度"是描述我们面临的任务两个重要的维度。

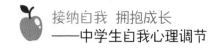

重要度表明了这件事对你的重要程度，比如两个月后的期末考试；紧急度则表明这件事的紧急程度，比如下节课就要听写英语单词了。日常的任务可以因此分成4类。

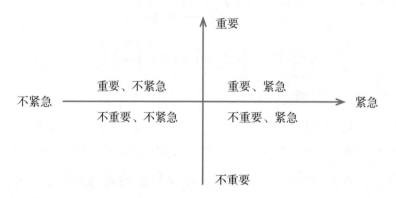

（1）重要且紧急的任务：表明这项任务非常重要且紧急。比如马上要上课了，却还没有背完课文，需要马上完成。

（2）重要、不紧急的任务：表明这项任务重要但不紧急。比如每天的学习计划，需严格按照自己的规划完成，从而逐步实现自己的大目标；这是需要足够重视、放在首位的事情。

（3）不重要、紧急的任务：表明这项任务不重要但是紧急。比如临近上课，同学还拉着自己说话，可以跟同学约定下课之后再说。

（4）不重要、不紧急的任务：表明这项任务不重要也不紧急。比如离假期还有很长一段时间，同学想约你假期出去玩，你可以评估之后再做出选择。

尽量将自己每天的学习任务设置在重要、不紧急的任务区间，这样可以让你有充足的时间高质量地完成任务。

方法三 通过五感练习提升专注力

感官训练可以在任何时候进行，比如你可以在小区花园里，全然

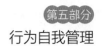

关注眼前的花草，闭上眼睛闻一闻花朵、草木的气味，听一听风吹过花草的声音，用手去触摸身边的植物，感受树叶的脉络等；也可以在家里选择一个安静的空间，去细细体味一杯茶的颜色、味道等。在整个过程中，不做任何的评判，只需要全然关注自己的身体的感觉。

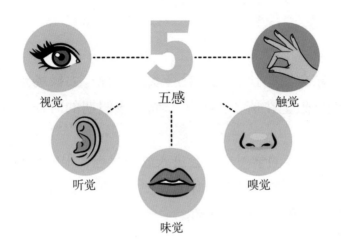

视觉　　　　　　　五感　　　　　　　触觉

听觉　　　　　　　　　　　　　　　嗅觉

味觉

方法四 发现有效经验和资源

回想自己曾经学习非常投入、学习效率非常高的时刻，思考当时发生了什么让自己可以如此投入，以后再做类似任务的时候，让自己调整到与那时类似的状态，这样你就能更容易地再次进入高效状态中。

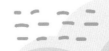

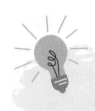

一有时间就想宅着不想动怎么办

下课后你会做些什么呢？看喜欢的小说？去操场走走？跟同学聊天？或者只想坐在椅子上发呆？周末或假期的时候，也总是宅在家里？

人们在高强度的学习之后会进入放松状态，很容易感到疲惫，适当的运动能让大脑各区域轮流休息，使学习能始终保持高效。因此，你可以在课余时间尝试以下活动。

方法一 从小动作开始

如果实在想坐着或者躺着不想动，你可以先从微小动作开始，让小改变引发大改变。

（1）活动眼睛：让眼球在眼眶内顺时针旋转 3 圈然后逆时针旋转 3 圈；将眼睛紧紧地闭上，然后突然睁开，连续做约 1 分钟。

（2）活动手指：弯曲手指再慢慢伸开，一个手指、一个手指地完成；用左手按压右手手指，一个一个按压；握紧双拳然后突然放松。

（3）活动全身：从身体的一个部位逐渐转移到另一个部位，从手指到手掌、手腕、手臂、手肘、双肩……直到全身所有的部位都参与到活动中来。

方法二 空闲时间尽量选择站立或运动

比如课间让自己站起来或走出教室，不再坐在椅子上；选择自己感兴趣的风景，盯着看几分钟，闭上眼睛感受放松、舒适的感觉；观看同学打球，将注意力放在某一个同学的动作上，体验呼吸，感受自己好像也在参与这项运动、正在做出那些动作，感受身体积极、投入的感觉。

方法三 跟同学相约一起运动

你可以提前跟同学相约课间一起活动一下，如跟同学约好下课就一起在楼道、操场走走等。

你也可以提前跟同学相约周末一起参观博物馆、参加体育活动等，在跟同学交往的过程中，你可以体验到归属感，在空闲时间更愿意选择与人交往，而不是宅着不动。

方法四 回想运动后的美好体验

你可以回想自己之前运动或者约朋友一起活动时开心、愉悦的感觉，借助冥想的方式进行探索。

选择一段充裕的时间、一个安静的空间，选择自己舒适的方式，闭上眼睛，播放一段音乐，回想自己曾在公园跑步或者进行最喜欢的运动，感受身体放松、舒适的状态，回想运动后自己更加积极、投入的学习状态，深呼吸，记住这种感觉。告诉自己以后每天在学习任务结束之后（或者每天晚上几点）运动 15 分钟，调整呼吸，慢慢地睁开眼睛。

总是不能平衡好学习和参加社团活动怎么办

你是否原本在学校参加了好几个社团，但随着学习任务逐渐增加，特别是进入初三、高三更是感觉课业繁重，不知该如何取舍？是否会因为社团活动影响学习？要如何平衡好学习和社团活动之间的关系呢？

社团活动是丰富同学们课余时间、提升综合能力的重要途径，但是到了初三或高三，很多同学都感受到很大压力也有很多困惑，该如何平衡学习与参加社会活动的关系呢？你可以尝试以下方法。

方法一 聚焦关键任务

在制订计划时应首先预留充足的学习时间，你可以在学习时间安排好之后，合理规划在课余时间去参与社团活动，分清各个事项的轻重缓急。同时，社团活动既是提升自己综合能力的途径，对自身来说也是适当的放松和调节。因此，不论是学习还是参加社团活动，都要尽量保证全身心地投入，让自己在各方面得到收获和发展、提升。

方法二 有选择性地参与社团活动

你可以审视一下自己未来的目标与理想，有选择性地参与社团活动。比如，你因对航天非常感兴趣而加入了天文社团，希望可以从中找到更多志同道合的伙伴，一起研究天文相关的现象，在参与各项社团的活动中提升自己的科研能力、资料搜集整理能力、团队协作能力等。或者你的人生理想是做一名外交官，所以选择参与英语口语社团。你所选择的社团都有助于实现自己的人生目标。

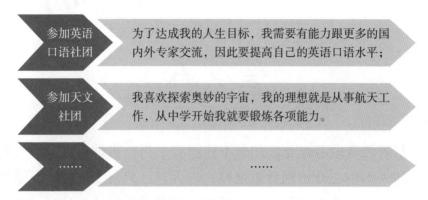

参加英语口语社团 → 为了达成我的人生目标，我需要有能力跟更多的国内外专家交流，因此要提高自己的英语口语水平；

参加天文社团 → 我喜欢探索奥妙的宇宙，我的理想就是从事航天工作，从中学开始我就要锻炼各项能力。

…… ……

方法三 遇到冲突时冷静应对

有时候或许会出现学习与社团活动相冲突的情况。比如，临近期末考试还要参与一个重要的社团活动的组织和实施工作，很多同学会感到比较忙乱。这时候，你需要结合时间管理四象限法则，制订临时的工作和学习计划，尽可能地设想所有的环节和工作，并尽可能地按照时间规划来完成。同时，你还要保持冷静，并激发最高效的学习状态和工作状态。相信越是经历挑战，越能提升你时间管理和自我规划的能力。

方法四 榜样学习法

观察你很佩服的同学，他／她是否也参加了很多个社团，同时学习依旧非常优秀呢？你可以和这位同学好好交流一下。

- 如何选择社团？
- 如何做好学习与社团活动的平衡？
- 当学习非常紧张的时候，面对突然举办的社团活动如何处理？

……

总是控制不住玩手机怎么办

你是否经常做着作业，却忍不住想看手机？告诉自己只看看微信留言，却一不小心开始翻看短视频；告诉自己只玩 5 分钟，眨眼半个小时过去了。虽然之后你也会很后悔，可是下次依然会这样，到底该怎么办呢？

手机对每一个人都有很大的吸引力，大脑在面对新鲜、有趣的刺激时会分泌多巴胺，让人感到兴奋和一定程度的满足。尤其是现代大数据算法对不同群体的精准推送，更让我们对手机网络推送的内容欲罢不能，以致越来越离不开手机。毫无疑问，手机是现代社会生活、交往的工具，而如何做好自我管理、合理地使用手机则是我们面临的巨大挑战。你可以尝试以下方法。

方法一 主动设置更多的使用难度

（1）设置空间阻隔：你可以把手机放到自己学习的房间之外，或者将手机放到一个带锁的盒子里，再将钥匙放在另一个房间。

（2）关闭信息推送：只在自己需要时，再主动查看信息。

（3）将娱乐类 App 放入文件夹：你可以将娱乐类 App 以套娃的方式放入文件夹里。这样在你想玩某一款游戏的时候就需要跨越更多的"障碍"，对游戏的兴趣会在这个过程中逐渐降低。

方法二 转换为积极行动

除了设置一定的使用难度，你还可以从另一个角度进行调整，就是不把重点放在不做什么，而是放在我要做什么上。比如，将"希望控制住不玩手机"转换为"每天多 5 分钟的阅读时间"，在每次阅读的过程中体验自己的收获和成长，激发自己的积极情绪，并将其转变成自己愿意坚持的动力。坚持 1 周后，你可以将目标设置为每天坚持 10 分钟的阅读时间，或者在每天 5 分钟阅读之外，增加每天 5 分钟的运动时间，慢慢地将自己的空闲时间用更加积极、健康的活动去填满，你会从中体验到更多的愉悦感，玩手机的时间自然会有所减少。

方法三 将从线上获得的满足转移到线下

有些同学玩手机是为了放松，有些同学是想从玩游戏中获得成就感，也有些同学是为了跟其他同学有更多的沟通和交流，并从这份交流中获得归属感。你可以安静下来跟自己做一个对话，问问自己手机对于你而言会满足自己哪些期待，并试着将这份期待转移到现实生活中，从而找到更多的途径获得良好的感觉。

感觉更放松	• 可以通过身体活动 • 闭上眼睛享受音乐
获得成就感	• 找到学习中让自己感到骄傲的时刻，给自己点赞 • 回忆老师或者同学给自己积极反馈的时刻，闭上眼睛深呼吸
获得归属感	……
……	……

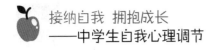
方法四 用心流体验替代手机时间

回想自己做某件事情全神贯注、非常享受、非常有成就感的时刻，比如某次运动、某次画画、某次下棋、某次交流等，这种体验称为心流体验。这种体验能增加体内多巴胺的分泌，让我们更能体验到积极情绪。你可以列出自己出现心流体验的时刻，将它写下来放在自己的百宝箱里，每次想要玩手机的时候，就从百宝箱里抽取一张，然后去做纸上面记录的事情。

备忘录

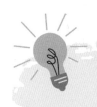

有时会行为失控怎么办

你是否在跟同学争吵时，会突然情绪爆发无法控制自己？回家跟妈妈没说几句话，就莫名地争吵起来？事发后你常常会感到后悔，明明都是小事，根本不值得自己产生那么强烈的情绪。

青春期是大脑发育的关键时期，其中有两个部位会主要参与人的情绪，即杏仁核和前额叶。杏仁核是产生情绪、识别情绪和调节情绪的重要部位，在青春期基本发育完成，因此能迅速地感知到情绪；前额叶是负责理性分析、判断推理的部分，由于前额叶在青春期阶段还没有发育完善，因此会出现情绪突然爆发，从而做出一些冲动的行为。如果你也出现这种情况，可以通过以下方法进行调整。

方法一 及时暂停负面情绪

当你觉察到自己情绪强烈、呼吸加速、心跳加快、行为即将失控的时候，你可以尝试用下面的方法及时阻断。

（1）深呼吸：缓慢呼吸会让杏仁核的温度下降，从而使情绪得到迅速缓解。

（2）抚触自己的身体：在进行深呼吸同时，你可以轻柔抚触自己的身体，以帮助自己迅速从强烈情绪状态下回归平静状态。

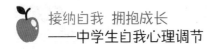
方法二 敲击身体缓解情绪

你也可以通过边敲击身体边说出情绪的方式进行缓解。比如，当你非常愤怒时，可以一边敲击身体一边说"我很愤怒"。

敲击身体部位的顺序如下。

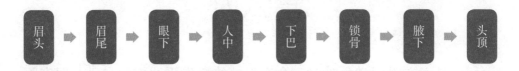

眉头 ➡ 眉尾 ➡ 眼下 ➡ 人中 ➡ 下巴 ➡ 锁骨 ➡ 腋下 ➡ 头顶

方法三 走进大自然激发积极情绪

大自然中有着天然的治愈因子，如空气中的负氧离子可以调节情绪，感受各种植物、倾听各种声音也可以舒缓精神压力、平衡情绪。此外，美丽的风景、清澈的流水、树叶、阳光都可以帮助我们调节情绪。你可以每周一次让自己沉浸在大自然中，让自己压抑的情绪得以释放，这样做可有效减缓日常情绪和行为的爆发。

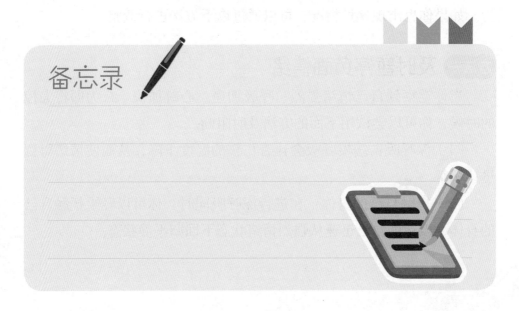

备忘录

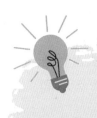

对待有些事会明知故犯怎么办

明明知道下节课就要听写单词而自己完全没有准备，却还是忍不住玩手机；明知课堂上要尊重老师，却还是不断说话跟老师对着干；明知道做事要有耐心，要学会坚持，可是在学习上一受挫还是想要放弃。你是不是也经常会出现类似的困惑呢？

很多时候，你可能明知道自己以往的做法不对，却仍会不断地重复之前的做法，这往往是因为在你的大脑中已经形成了这样的习惯通路，由于没有习得新的应对方式，所以只能选择重复原来的方法。这时候，你需要找到新的解决方法并逐渐将此形成习惯。你可以做以下尝试。

方法一 找到适宜的替代行为

例如，当你临近中考或高考，你明知道此时应全身心投入学习，却依旧拿起书本就犯困；或者明知道不能顶撞老师，可当老师批评自己时仍会忍不住反驳。面对这些情况，如果你能找到一些适宜的替代行为，就可以降低自己的不当做法，提升自己行为的有效性。

不当的行为	适宜的替代行为
一犯困就想躺下休息	按压太阳穴帮助自己保持清醒
老师一批评自己就反驳	舌头在嘴里绕三圈再阐述自己的理由
……	……

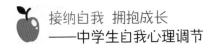

方法二 使用心理预演法

当你找到了替代行为之后，可以先用心理预演的方法进行练习，看看在同样的情形下，如果使用替代行为，结果会有什么不同。比如，你经常会在课堂上顶撞老师，那么你可以先预演在课堂上老师批评你时使用替代行为跟老师互动的过程。有了心理层面的演练，当你再次遇到这种情况，大脑就可能会作出不同的选择，从而帮你改善冲动的行为。

方法三 给自己积极的反馈

在实际生活中，当你没有再重复原来的错误行为，而是使用一种更积极、有效的行为方式时，你需要及时地给予自己积极的反馈，以帮助自己强化这种行为。比如，你可以给自己买一本喜欢的书，周末和朋友们打一场篮球或看一场电影，欣赏一会儿自己喜欢的音乐等。

方法四 建立自己的成功资源库

你可以每天或每周观察自己哪些做法是有效的，并将其记录下来；你也可以向其他人寻求好的经验和方法，并整合到自己的方法中，再一一记录下来。下次遇到类似情况时，你就可以选取一个方法，随着积累，你成功的经验和方法会越来越多。

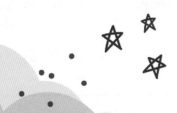

第六部分

常见心理障碍及有效求助

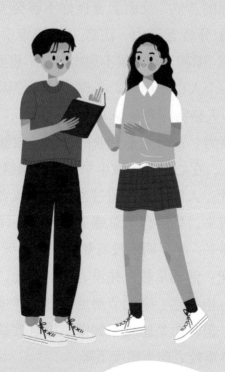

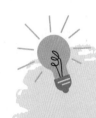
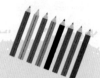

心理障碍及早期提示信号

中学时期的学习节奏也许让你感到有些吃力，从前最喜欢做的事情，现在却觉得很没意思；很少谈笑，只想把自己一个人关在房间里。面对这些状况，你或许感到慌张，不知道自己哪里出了问题，而爸妈好像也并不能理解你的苦恼，反而会责怪你不够努力和坚强。慢慢地，你每天都会感到十分疲乏无力，注意力不能集中，你很努力地想改变，但却力不从心。你甚至有时候不想出门、不想上学，该怎么办呢？

心理障碍指一个人由于生理、心理或社会原因而导致的各种偏离常态的心理过程、人格特征和行为方式等。

培养自我觉察力、及时获得专业的帮助，能够有效帮助我们度过内心的风雨。那么，在心理障碍发生早期会有哪些提示信号呢？

（1）睡眠变化：入睡困难（超过半小时）或者睡眠质量变差，经常做噩梦、不断醒来，早晨起床总感觉像没睡一样；早晨没到起床的时间却总是早早醒来；晚上明明没有熬夜，但白天却昏昏欲睡。

（2）饮食变化：活动量较以往没有明显变化，但饭量却突然持续增大，且总是没有饱胀感，毫无节制地进食，体重增长过快；也可能身体并没有生病，但却总是感觉不到饿、没有食欲，吃得很少，甚至经常不吃东西，体重较之前大幅度下降。

（3）身体总是不舒服，但又查不出问题：时常感到头痛、胃痛、胸闷、心跳加快等，但是在医院做了各项检查，却没有检查出任何生理方面的问题。

（4）短时间内性格、做事方式发生较大的变化：以前开朗、活泼、爱与人交流，乐于参加班级的各项活动，突然变得内向、不爱与人说话，总是独来独往；以前做事很认真，学习很刻苦，成绩优秀，现在却变得懒散，对任何事情都提不起兴趣，学习成绩大幅下降；以前跟父母关系很好，突然变得易激惹，爱发脾气，一言不合就会顶撞父母。

（5）出现厌学情绪，不愿去学校：无论何种原因，一想到要上学，就会情绪激动、想发脾气，或者紧张焦虑、手心出汗、腿脚发软等。

当出现以上这些信号时，我们需要提高自我关爱的意识，你可以找好友或者信任的成年人（父母、亲戚、校内导师、某科老师或心理老师）倾诉。需要注意的是，自我判断并不能代替专业评估和诊断，精神科医生或心理咨询师都是可以有效帮助我们走出心理困境的专业人员。无论何时都请记住，蓝色的天空也有被乌云遮住的时候，有时你虽然会觉得自己失去了阳光，但那或许阳光只是被云遮住，你的天空总会变得晴朗，你的世界也总有人在爱着你。

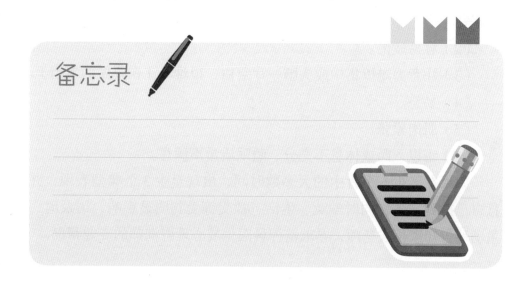

备忘录

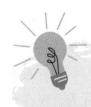
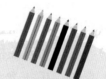

揭秘
焦虑症

当你即将面临考试或马上要上台演讲，你很想好好复习、很想一会儿在台上有很好的表现，但你却总感到内心忐忑、心烦意乱，很久无法平复，担心考不好、被同学嘲笑，并且心跳开始加快、手心开始出汗，脑子里想的都是最糟糕的结果。焦虑确实会让我们感到很不舒服，但它也会驱使我们去调动资源、增加动力来应对压力。当焦虑的强度或持续的时间超出一定范围，或已广泛发生而没有明确指向时，焦虑情绪就可能发展为焦虑症，其中广泛性焦虑症的典型表现包括以下几种。

（1）经常或持续的无明确对象和固定内容的提心吊胆、紧张、坐立不安等。

（2）容易疲倦。

（3）注意力难以集中或头脑一片空白，很难专注在要做的事情上。

（4）易怒。

（5）肌肉紧张。

（6）难以入睡或休息不充分、睡眠质量不满意。

如果在至少 6 个月中的大多数时间，出现至少 3 个典型表现，并且自己感到痛苦，同时学业、生活、社交等受到明显影响，请及时、主动地告知家长或老师，寻求精神科医生或心理咨询师的专业帮助。

在寻求专业帮助的同时，配合自助调节方法

深呼吸是最简单、快速且有效的缓解焦虑情绪的方法，基本步骤包括鼻吸、口呼、快吸、慢呼。搭配轻音乐效果更佳，快来试一试吧！

（1）在呼气时，把烦恼、压力、焦虑等负面情绪都呼出体外，让它们离开身体，让从外到内的每一个细胞都放松下来。

（2）在吸气时，把清新的空气、安宁、平静、专注……都吸入身体，进入体内每一个细胞，让每一个细胞都补充新鲜的养料、氧气。

（3）连续深呼吸 8~10 次，大脑中与压力相关的激素水平会逐渐降低，情绪也会逐渐恢复平静。

备忘录

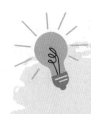
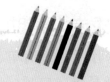

揭秘
抑郁症

　　我们无法让自己总是精力充沛、充满活力，当我们经受压力、挫折、痛苦时，就有可能体会到低落、忧郁，这样的时刻有时长、有时短。这些感受提醒着我们——在这一段时间，我们需要更好的照顾自己；它们也提示我们去思考，是什么让我们这么受挫，以及我们可以如何更好地应对。

　　抑郁症，以显著而持久的心境低落为主要临床特征，是心境障碍的主要类型，临床可见心境低落与处境不相称。

抑郁症的典型表现

　　（1）心情低落，感到惆怅、空虚、悲伤、无望，莫名其妙想哭；或特别容易有情绪波动，一点儿小事就会让你生气。

　　（2）对于几乎所有活动的兴趣都明显减少，干什么事都提不起兴致。

　　（3）在未节食的情况下体重明显减轻，或体重增加（例如 1 个月内体重变化超过原体重的 5%），或食欲减退或增加。

　　（4）几乎每天都失眠或睡眠过多。

　　（5）他人可观察到的坐立不安或迟钝。

　　（6）几乎每天都感到疲劳或精力不足。

　　（7）几乎每天都感到自己毫无价值，或过分、不适当地感到自责与内疚。

（8）几乎每天都存在思考能力或注意力集中能力的减退，以及做事犹豫不决。

（9）反复出现死亡的想法（不仅仅是恐惧死亡），反复出现没有特定计划的自杀意念，或有某种自杀企图，或有某种实施自杀的特定计划。

如果在两周内，上述症状出现 5 个以上，其中至少 1 项是心情低落或丧失兴趣、愉悦感，并且这些表现让你感到痛苦，生活、学习、社交等方面受到明显影响，而你又没有找到很好的方法来调整或应对，请及时、主动地告知家长或老师，寻求精神科医生或心理咨询师的专业帮助。

在寻求专业帮助的同时，配合自助调节方法

（1）适量运动：运动会产生内啡肽，可以减少疼痛感、提高免疫力、帮助放松情绪。内啡肽是天然的情绪助推器，能增强乐观和满足感。你可以选择自己喜欢的运动，每天保持适当的运动时间。

（2）合理宣泄：痛哭一场、吃好吃的、写日记、听音乐、读书、做饭、整理房间、看展览，或是约上伙伴去游乐场痛快地玩一场。

（3）与人沟通：找到你信任的人，比如亲人、朋友、老师……和他们说说你这段时间的经历和感受。

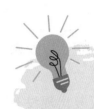

揭秘
双相情感障碍

　　正如心跳曲线一般，人的情绪也不是一条笔直的直线，每个人都有喜怒哀乐。情绪的跌宕会让你一阵子没来由的兴奋、感到自己无所不能，一阵子又没来由的心情低落、感到自己一无是处。有时候，情绪的剧烈变化会变得不受掌控，并会严重地影响你的生活和学习。

　　双相情感障碍，以躁狂或抑郁的反复发作和交替发作为特征。过于欢乐或过度兴奋的状态称为躁狂发作；非常低落或是绝望无力的状态称为抑郁发作。情绪的极端变化通常伴有精力、睡眠、日常生活规律和行为的极端变化。

双相情感障碍的典型表现

　　（1）躁狂状态时，几乎在每天的大部分时间里，都会有明显异常的、持续性的情绪高涨，或冲动易怒，或异常的、持续性的活动增多，或精力旺盛。睡眠需求减少，比平时更健谈或有持续讲话的压力感。

　　（2）抑郁状态时，几乎在每天和每天的大部分时间里，都会感到悲伤、空虚、无望，想流泪，活动兴趣或愉悦感明显减少，在未节食的情况下体重明显减轻或明显增加，或每天的食欲明显减退或增加，伴有失眠或睡眠过多，感到自责与内疚，注意力不能集中，甚至反复出现自杀念头。

　　温馨贴士：如果抑郁表现持续 2 周以上，躁狂表现持续 1 周以上，你为此感到痛苦，并且生活、学习、社交等方面受到明显影响，同时又还没有找到很好的方法来调整或应对时，请及时、主动地告知家长或老师，寻求精神科医生或心理咨询师的专业帮助。

在寻求专业帮助的同时，配合自助调节方法

双相情感障碍通常采用综合干预的方式。通过服用药物来调整情绪，并配合一定的物理、心理干预。谨遵医嘱、积极治疗，情绪完全可以控制在正常范围内波动，并可减少复发，让你过上正常健康的生活。可以通过培养情绪弹性，来预防病理性的情况。

（1）认识情绪的意义：情绪是特定的心理和生理状态的自我表达，我们的生活给我们机会学习和明白每一种情绪对于自己的意义，任何人都有权利去感受和表达某一种特殊的情绪，情绪是每时每刻真实发生着的，本身没有对错好坏，也没有应该与不应该。

（2）建立控制点：控制点是指你相信自己有改变生活的能力和力量。可以把控制点比喻为方向盘，你可以决定下一步的方向和速度。

（3）表达与升华情绪：情绪本身没有好坏，而情绪表达的方式却有着恰当与否之分。用适当和他人能够接受的方式表达情绪，是一种可以学习的能力。

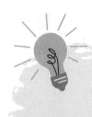
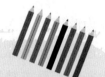

揭秘
恐惧症

　　恐惧是我们的基本情绪之一，不论我们是否喜欢这种情绪，它都客观存在着。当面对危险环境时，恐惧会加快我们的反应速度；当情况变得困难时，恐惧会使我们的注意力变得更加敏锐。作为一种人类本能，恐惧具有独特的进化意义。然而，如果对绝大多数人都不怕的事物感到恐惧，或者恐惧体验的强度和持续时间已远远超出正常范围，那么恐惧给人带来的可能不只是困扰，甚至还会导致恐怖症，将严重影响正常的生活和学习，削弱我们的活力。

　　恐惧症指对某种特定对象或情境产生持续的、无法控制的强烈恐惧，伴有明显的身体表现，而且受其困扰的人往往会极力回避所害怕的对象或处境。常见有学校恐惧症、社交恐惧症、特定恐惧症等。

恐惧症的典型表现

　　（1）对于某些对象或场景、处境（如学校、广场、幽闭的空间或某种动物、参与社交互动等），几乎能够立即促发害怕或焦虑，也可表现为哭闹、发脾气、惊呆或依恋他人。

　　（2）对恐惧的事物或情况主动地回避，或是带着强烈的害怕或焦虑去忍受。

　　（3）这种害怕或焦虑与特定事物或情况所引起的实际危险以及所处的社会文化环境不相称。

如果以上表现持续 6 个月及以上，自己感到很痛苦，并且生活、学习、社交等方面受到明显影响，而又没有找到很好的方法来调整或应对。请及时、主动地告知家长或老师，寻求精神科医生或心理咨询师的专业帮助。

在寻求专业帮助的同时，配合自助调节方法

（1）你可以害怕，它是我们的正常情绪，不要急于批判它，好好感受一下恐惧里有什么？觉察恐惧背后的心理原因，想一想是否有替代方法来应对。

（2）积极地进行自我暗示与自我鼓励，如"我是可以应对的""我已经很好了"。

（3）很多时候恐惧并非来自现实的情境，而是来自我们自己的具有毁灭性的想象。针对预期会发生的危险来改变自己的观点，实际地评估特定事件发生的可能性。

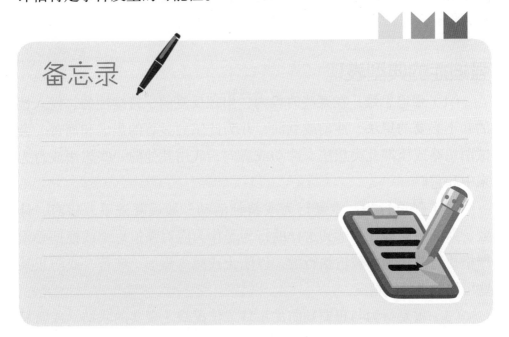

备忘录

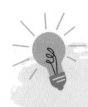
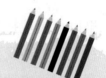

揭秘
强迫症

你是否喜欢把东西摆整齐，做事追求完美，或是有洁癖……生活中，强迫症已被人们所熟知，然而是不是有强迫表现就一定是患有强迫症呢？你真的了解强迫症吗？

强迫症以强迫思维和强迫行为为主要临床表现，其特点为有意识的强迫和反强迫并存，一些毫无意义甚至违背自己意愿的想法或冲动反反复复出现。虽体验到这些想法或冲动是来源于自身，并极力抵抗，但却始终无法控制，二者强烈的冲突使人感到巨大的焦虑和痛苦。

强迫症的典型表现

（1）强迫思维：在某些时段内，出现反复的、持续性的、侵入性的和不必要的想法、冲动或意向，并为此感到显著的焦虑和痛苦。会试图忽略或压抑此类想法、冲动或意向，或用其他的一些想法或行为来中和它们。

（2）强迫行为：重复行为或精神活动，如反复洗手、核对、计数、默诵字词等。并感到这样的行为是作为应对强迫思维或根据必须严格执行的规则而被迫执行的，以防止或减少焦虑、痛苦，或防止某些可怕的事件或情况。

（3）重复行为与想要预防的事件或情况缺乏现实的联结，或明显是过度的。

如果强迫思维或强迫行为每天消耗 1 小时以上，自己感到非常痛苦，并且生活、学习、社交等方面受到明显影响，而又没有找到很好的方法来调整或应对。请及时、主动地告知家长或老师，寻求精神科医生或心理咨询师的专业帮助。

在寻求专业帮助的同时，配合自助调节方法

（1）纸条提醒：在书桌醒目位置贴一张纸条，上面写着"我已经做得很棒了！很好了！"提醒自己不要事事太过追求完美。

（2）培养自己的幽默感：如果一件事你可以嘲笑它，就再不会为它所困。松弛你的神经，多去感受这世界的意外和乐趣，不是一切尽在你的控制中才是好事，多些欢笑，保持愉快的心情，会让你的人生更加幸福。

（3）行为管理：做一个统计表格，查看自己一天中在哪些方面有重复强迫行为，并记录重复的次数。同时，给自己设立一个目标，要求自己逐渐减少强迫次数。将那些能够成功转移注意力的有效行为记录下来也很重要，你可以回溯去看何种行为对你最有帮助。当列出来的项目达到预期的效果时，就可以帮助你建立信心，并且训练自己记得过去曾做过些什么。成功经验积累得越多，自己就能受到越多的鼓励。只记录你成功的经验，而不去记录失败的经验。你需要学习如何支持自己，多给自己一些鼓励。

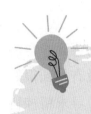
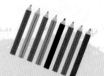

揭秘
睡眠障碍

　　睡眠如此重要，而失眠却又如此普遍。中学时期是人发展的"疾风骤雨"阶段，内在生物节律的逐步延迟，加之外在社会和环境的要求，睡得饱、睡得好已经成为相对难得的"愿望"。那么，睡眠障碍达到何种程度时需要及时求助呢？

　　睡眠障碍指在适当的睡眠机会和睡眠环境下，对睡眠时间和 / 或睡眠质量感到不满意，并且影响日间功能的一种主观体验。可以是由于外界应激事件导致的暂时情况，也常常是其他心理问题的伴随症状。

睡眠障碍的典型表现

　　（1）入睡困难，入睡后频繁醒来或者醒来后再入睡困难，早醒且醒后难以再次入睡。

　　（2）睡眠紊乱引起显著焦虑，或存在日常功能受损，包括感到疲劳、白天嗜睡、注意力和记忆力下降、易激惹或情绪低落等，使学业陷入困境或人际关系恶化。

　　（3）即使有充足的睡眠机会，仍感觉很疲惫，存在睡眠困难。

　　如果睡眠困难每周至少有 3 次，持续 3 个月及以上，自己感到非常痛苦，并且生活、学习、社交等方面受到明显影响，而你又还没有找到很好的方法来调整或应对。请及时、主动地告知家长或老师，寻求精神科医生或心理咨询师的专业帮助。

在寻求专业帮助的同时，配合自助调节方法

（1）放松心情，如在睡前听舒缓的音乐。

（2）避免睡前在床上打游戏、看视频、玩手机，一旦大脑高度兴奋，就更容易失眠。

（3）体力分配有张有弛。白天适当消耗体力、脑力，晚上就会感到疲劳，自然容易睡着。但睡前2小时之内不要进行剧烈运动哦。

（4）注意睡眠节律，规律作息。周末适当睡个懒觉没问题，但不宜和平时相差太多。

（5）睡不着，别着急。如果上床后20分钟仍睡不着，可以起来做一些单调、重复的事情。睡着不是任务，放松和休息才是目的。

（6）只要闭目养神、深呼吸，就能让身体得到休息。你可以选择一个舒服的姿势让自己躺好、放松身体，然后把注意力放在呼吸上。每次呼气，都让全身更加放松，把身体的重量托付给床和大地，让内心的烦恼和压力随着呼气离开身体。接着睡意就会渐渐袭来，自然就能睡着了。

备忘录

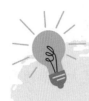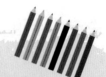

揭秘
创伤后应激障碍

当遭遇或对抗重大压力（包括生命受到威胁、严重的物理伤害、身体或心灵上的胁迫等创伤性事件），几乎所有经历者都会感到巨大的痛苦或无助。创伤后应激障碍通常在创伤事件发生1个月后出现（在这之前出现的被称为急性应激障碍）。

创伤后应激障碍的典型表现

（1）创伤情境在思维与记忆中反复地、不由自主地涌现（闪回现象），闯入意识中不能摆脱，或在梦中重演，或是出现错觉、幻觉等。有时会发生"触景生情"式的痛苦。

（2）对创伤情境出现心因性的遗忘，经历的事件被排除于记忆之外，即使经过提醒也无法想起。

（3）对环境中的普通刺激反应迟钝，情感麻木，退缩。对以往爱好失去兴趣，疏远周围人，尽量避免接触与创伤情境有关的人和事。对前途感到渺茫，失望，抑郁。

（4）持续表现出较高的警觉性，易激惹或发脾气，易受惊，注意力不集中，睡眠困难。

如果以上表现已持续达到1个月及以上，自己感到非常痛苦，并且生活、学习、社交等方面受到明显影响，而你又还没有找到很好的方法来调整或应对。请及时、主动地告知家长或老师，寻求精神科医生或心理咨询师的专业帮助。

在寻求专业帮助的同时，配合自助调节方法

（1）动起来：经历创伤事件会打破体内的自然平衡状态，让你处于极度焦虑或恐惧中，运动除了能让你燃烧肾上腺素和释放内啡肽，还可以帮助修复神经系统。

（2）与他人保持连接：不要单独待着，尽量与朋友、家人多多倾诉，向他们寻求支持。也可以参加社交活动，交新朋友，保持正常的人际交往非常重要。

（3）放松训练：不管你有多么焦虑不安或感到多么失控，你都要相信自己可以平静下来，要敢于去感受。多练习呼吸放松，多关注自己感受好的事物。

（4）保持健康生活规律：拥有一个健康的身体才能更好地应对创伤压力。所以要保证充足的睡眠及健康的饮食。

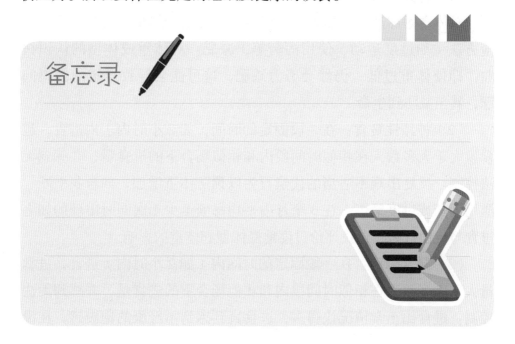

备忘录

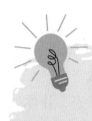
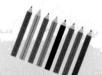

揭秘
进食障碍

　　或许是为了保持好身材，或许是面临某些重大的压力，饮食失调也是我们出现心理问题的常见表现之一，且存在发展为病理性心理问题的风险。进食障碍属于心身疾病，主要表现为对食物和体重、体型的过度关注，包括厌食症、贪食症、暴食症等。

进食障碍的典型表现

　　（1）神经性厌食：体重异常低，会竭尽全力控制自己的体重和体型。对体重增加产生强烈恐惧，患者会过度限制热量摄入或者采用其他方法（如过度运动、使用泻药等）减肥。对体重或体型的认识扭曲，即使体重过低，仍然会努力减肥，这可能会导致严重的健康问题，甚至威胁到生命。

　　（2）神经性贪食：在一段固定的时间（如2小时内）内进食，进食量大于大多数人在相似时间段内和相似场合下的进食量，并感到无法控制。反复出现不适当的代偿行为以预防体重增加，如自我引吐、滥用泻药或过度锻炼。在3个月内平均每周至少1次同时出现的如上进食与代偿行为，自我评价过度地受体型和体重的影响。

　　（3）暴食障碍：在一段固定的时间内（如2小时内）进食，进食量大于大多数人在相似时间段内和相似场合下的进食量，并感到无法控制。进食比正常情况快得多，进食直到感到不舒服的饱腹感，在没有感到身体饥饿时进食大量食物，也因为进食过多感到尴尬而单独进食，进食之后感到厌恶自己或非常内疚、痛苦。在 3 个月内平均每周至少出现 1 次暴食。

　　进食障碍会带来很多危害，如营养不良、代谢和内分泌紊乱等，严重的可能还会导致因极度营养不良而危及生命。请及时、主动地告知家长或老师，寻求精神科医生或心理咨询师的专业帮助。

在寻求专业帮助的同时，配合自助调节方法

　　（1）制订自我改善计划，并坚持遵守：对于厌食者，首先要在营养补充方面制订计划，选择多吃一些自己喜欢的食物；对于暴食者，首先要在体重控制方面制订计划，合理安排运动，恢复健康体重。

　　（2）学会记录：你不妨试着记录一下每天自己所吃食物的味道、分量和食用时的感受，以方便在下一次进食时作出调整。不管能吃下多少，试着用精致的碗筷细嚼慢咽用餐，去感受食物的美味。

　　（3）饮食与情绪息息相关：当你感到近期饮食发生明显变化，可以尝试写日记，记录下近阶段发生的事情及自己的感受，也可以和家人或朋友说一说，或是去大自然里走一走。

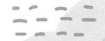

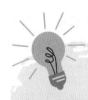

如何向专业人员寻求帮助

当你遇到情绪方面的挑战，自己无法很好地调整，并且持续了一段时间，已经影响你的生活、交往、学习等，请一定记得还有很多人能帮助你。

渠道一 寻求学校心理老师、班主任或信任的老师的帮助

学校通常设有专职或兼职的心理老师，你可以向他们倾诉自己的烦恼；另外，你也可以对你的班主任或者信任的老师表达自己的情绪、感受，相信他们都能够给你一些建议。

渠道二 寻求医院精神科医生的帮助

你可以通过网络检索你居住地所属市/省综合医院的心理科或查询就近处的精神卫生专科医院，通过电话、网络程序等方式预约挂号，寻求精神科医生的专业帮助。

渠道三 寻求心理专业机构的帮助

有时候，你遇到的问题可能需要专业心理工作人员的帮助，你可以请家人或老师帮助你查询所在地的心理援助热线，然后拨打电话进行咨询。

渠道四 寻求所在街道、社区的帮助

有些街道和社区配有专业心理咨询资质的社工，他们能为你提供专业的心理帮助及相关资源。向他们明确表达你的困扰和需求，相信他们会给你很多好的建议。

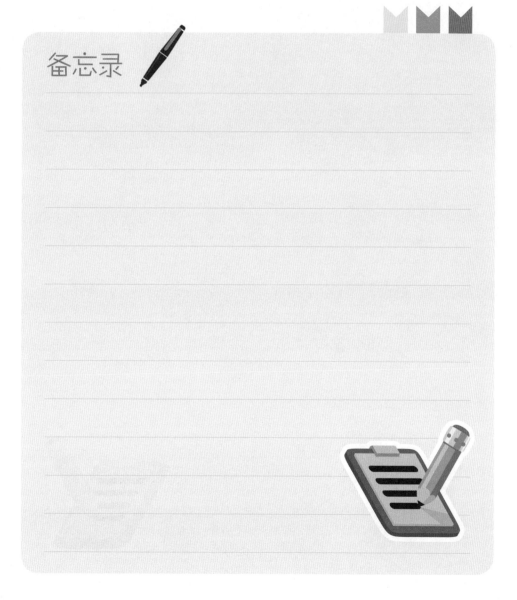

备忘录

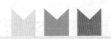

备忘录